KÖNIGS FURT

W0302511

Über dieses Buch

Dieser Ratgeber richtet sich an Männer, die Wechseljahre-Beschwerden wahrnehmen oder ihnen vorbeugen möchten, zugleich auch an Frauen, die ihre Partner gut durch die »besten Jahre« begleiten wollen.
Elke van Eick, selbst Mitte fünfzig, beschreibt grundlegende medizinische und psychologische Aspekte der Andropause. Im zweiten Teil ihres Buches zeigt sie, wie Männer (und Frauen) in der zweiten Lebenshälfte gesund bleiben und sich bis ins hohe Alter wohl fühlen können.

Weitere Informationen zur Buchreihe „Bewusster leben" unter
www.bewusster-leben.de

Über die Autorin

Elke van Eick beschäftigt sich seit Jahren als Naturkosmetikerin und Ausbilderin mit der ganzheitlichen Anwendung von Heilpflanzen. Eigene Erfahrungen und Beobachtungen in ihrem Umfeld haben sie dazu angeregt, sich intensiver mit den Wechseljahren bei Männern auseinander zu setzen und nach natürlichen Wegen zu suchen, Körper, Seele und Geist in dieser besonderen Lebensphase wieder in Einklang zu bringen. Sie lebt und arbeitet in Hamburg.

Von der Autorin bereits bei Königsfurt erschienen:
Aloe vera. Heilen, pflegen, bewusster leben. Krummwisch 2003.

Elke van Eick

Auch Männer haben Wechseljahre

Tipps für Männer und Frauen

KÖNIGS FURT
bewusster leben

Haftungsausschluss

Die in diesem Buch aufgeführten Behandlungsvorschläge, Ratschläge und Rezepte richten sich an Gesunde und wurden von der Autorin sorgfältig recherchiert und geprüft. Eine Garantie kann dennoch nicht übernommen werden. Außerdem ersetzen die Hinweise in diesem Buch keinesfalls einen Besuch bei einem Arzt, sofern dieser angezeigt ist.

Unter keinen Umständen sind die Autorin oder der Verlag für irgendwelche Schäden oder Verluste haftbar, die dem Leser dadurch entstehen könnten, dass er ausschließlich auf Informationen dieses Buches vertraut. Eine Haftung der Autorin und des Verlags ist daher ausgeschlossen.

Bibliografische Information Der Deutschen Bibliothek

Die Deutsche Bibliothek verzeichnet diese Publikation in Der Deutschen Nationalbibliografie; detaillierte bibliografische Daten sind im Internet über http://dnb.ddb.de abrufbar.

Originalausgabe
Krummwisch bei Kiel 2004

© 2004 by Königsfurt Verlag
D-24796 Krummwisch
www.koenigsfurt.com

Umschlaggestaltung: Werkstatt München, Zembsch und Weiss, unter Verwendung eines Motivs von Mauritius, Mittenwald
Satz: Satzbüro Noch, Balve
Druck und Bindung: FVA, Fulda

ISBN 3-89875-123-6

Inhalt

Einleitung 10

Der kleine Unterschied: Andropause ist nicht Midlifecrisis .. 14
Starke Kerle und wehleidige Mimöschen 15
Ein gutes Beispiel 16
Frauen sprechen gern über Gefühle, Männer nicht! 17
Ein schlechtes Beispiel 18
Rituale schaffen 18

Die Wechseljahre des Mannes aus medizinischer Sicht 20
Symptome 21
Der Mann ab 40 21
Der Mann ab 50 23
Der Mann ab 60 25
Der Mann ab 70 27

Forever young – Ein Menschheitstraum 29
Sagen Sie Ja zum Leben! 29
Alter früher – Alter heute 31
Alter der Zukunft 32

Die Bedeutung der Wechseljahre aus psychologischer Sicht 34
Von der Midlifecrisis zur Altersdepression – Ein kurzer Schritt 37
Männerängste 38
Sexualängste 39
Existenzängste 40
Angst vor Alter, Krankheit und Tod 40
Gedanken an den Tod 41
Persönliche Erfahrungen 42
Welche Tipps gibt es für die Frau? 43
Partnerschaft aus ganzheitlicher Sicht? 44
Miteinander statt Nebeneinander 46
Therapiemöglichkeiten 47
Familienaufstellungen 48
Innere Erfahrungen 49
Innere Erfahrungen zu zweit – Eine Entdeckungsreise 50
Astrologie als Therapie 51
Therapeutisch-astrologische Partnerschaftsarbeit 54

Die medizinische Ebene 56
Das Altern 56
Die Zelle 57

Was Sie über Hormone wissen sollten 58
Peptidhormone 59
Amine 59
Steroidhormone 59
Wichtige Hormone für den Mann 61
Hormontherapien 61
Therapien mit Testosteron 62
Vor- und Nachteile der Testosteronbehandlung 62
Phytohormone 63
Bewährte Pflanzenhormone 64
Ginseng 64
Hafer 64
Rotklee 64
Soja 65
Anti-Aging-Hormone – berühmt und berüchtigt 65
DHEA (Dehydroepiandrosteron) 65
Melatonin 66
Lehrstuhl für Anti-Aging-Medizin 68
Veränderungen des Sexuallebens in den Wechseljahren 69
Probleme und Behandlungsmöglichkeiten 70
Impotenz 70
Behandlungsmöglichkeiten von Impotenz 71
Viagra 71
Cialis 73
Levitra 74
Alprostradil 74
Injektionen 74
Vakuumpumpen 74
Zäpfchen 75
Penisprothesen 75
Potenzfördernde Mittel aus der Natur 75
Gelee Royale 76
Ginkgo biloba 76
Ginseng 76
Kürbiskerne 76
Yohimbin 77
Erkrankungen und andere Faktoren, die Potenzstörungen verursachen 78
Arteriosklerose 78
Bluthochdruck 79
Diabetes mellitus (Altersdiabetes) 79
Erhöhter Cholesterinspiegel 80
Stress 81
Stressabbau und Stressvermeidung 82

Meditation ... 83
Prostataleiden ... 84
Übergewicht ... 85

Erkrankungen, die mit zunehmendem Alter auftreten können ... 87
Herzerkrankungen ... 87
Herzinfarkt ... 88
APO A1 Milano ... 88
Herzschwäche ... 89
Herzschmerzen ... 89
Herzmuskelschäden ... 90
Herzrhythmusstörungen ... 90
Kreislaufschwäche ... 90
Durchblutungsstörungen ... 90
Schlaganfall ... 91
Krebs ... 92
Lungenkrebs ... 94
Darmkrebs ... 94
Prostatakrebs ... 95
Magenkrebs ... 95
Osteoporose ... 96
Kreisrunder Haarausfall ... 97
Schlafapnoesyndrom ... 99
Morbus Alzheimer ... 100

Sich wohl fühlen in der zweiten Lebenshälfte ... 102
Die richtige Ernährung ... 102
Sekundäre Pflanzenstoffe ... 102
Aloe vera ... 104
Spirulina ... 104
Übersäuerung ... 105
Mit Vollwertkost dem Alterungsprozess entgegenwirken ... 106
In aller Munde ... 106
Freie Radikale ... 106
Antioxidantien ... 107

Unser Immunsystem ... 108
Vitamine ... 109
Besonders wichtige Vitamine für die zweite Lebenshälfte ... 110
Mineralien und Spurenelemente ... 112
Besonders wichtige Mineralien für die zweite Lebenshälfte ... 112
Aminosäuren ... 114
Ballaststoffe ... 114
Ein bisschen Fett muss sein ... 115

Lebenselixier Wasser 117
Wasseraufbereitung mit Ozon 118
Gesunde Drinks fürs Wohlfühlen 118

Ayurveda – Gesund bis ins hohe Alter 120
Grundlagen des Ayurveda 120
Die einzelnen Dosha-Typen 122
Der Vata-Typ 122
Der Pitta-Typ 123
Der Kapha-Typ 124
Ayurvedische Anwendungen zu Hause 125
Das ayurvedische Tagesritual 125
Nasenreinigung 126
Die ayurvedische Ölmassage 126
Die ayurvedische Ernährung 129
Ayurveda-Kuren 130

Neue Lebenskraft für Körper und Seele 132
Fit mit Yoga 132
Tai-Chi 133
Qigong 133
Wellness 133
Pheromone – Wenn die Liebe lockt 134
Aromatherapie 135
Raumdüfte 136
Wellness-Duschen und -Badezusätze 137
Aromatisierte Körper- und Massageöle 138
Aromaöle zum Würzen 139
Sinnlicher Genuss – Scharfe Gewürze statt abgeschmackter Pornos 140
Fitness für den Geist 141
Gehirnjogging 142
Gedächtnisstützen aus der Natur 145

Auch Männer möchten gut aussehen 147
Botox-Spritzen 147
Fettabsaugen 148
Alter und Schönheit 148
Wie empfinde ich mein persönliches Älterwerden? 149
Reife Früchte schmecken besser 151

Zu guter Letzt – Nachgedanken 152

Adressen / Internet-Adressen 154

Literatur 158

Dieses Buch widme ich meinem Vater Ernst, der ein exzellenter Kunstturner war und auf Feiern voller Begeisterung Bandoneon spielte, sowie seinem Vater, also meinem Großvater Heinrich, dessen schöne Ölgemälde immer noch in vielen Wohnzimmern hängen.

Leider sind beide Männer in ihren Familien nie richtig gewürdigt worden. Stellvertretend möchte ich dies jetzt tun.

Einleitung

In jüngster Zeit drängt das Thema »Wechseljahre des Mannes« immer mehr in die Medien. Die Pharmaindustrie wittert einen neuen Absatzmarkt und bemüht sich, das Interesse der – vornehmlich älteren – Männer auf die für sie entwickelten Produkte zu lenken. Dabei handelt es sich meistens um Nahrungsergänzungen in Form von Vitaminen, Mineralien und durchblutungsfördernden Pflanzenpräparaten. Generell werden Präparate für die zweite Lebenshälfte auch unter der eleganten Bezeichnung »Generation 50 plus« beworben. Diese sollen dem Mann ein Wohlbefinden vermitteln und die nachlassende Libido kräftigen. Welcher Mann möchte das nicht! Manche der angepriesenen Mittelchen mögen sinnvoll sein, manche sind es aber auch nicht. Deshalb bedarf es einer Aufklärung darüber.

Dabei sind nachlassende Libido, Erektionsstörungen oder andere Beschwerden nur extreme Symptome für eine allmähliche Hormonumstellung auch beim Mann.

Etliche andere, auch und im Wesentlichen psychische, Aspekte machen es den Frauen an der Seite eines andropausierenden Mannes häufig nicht leicht, geschweige denn dem Mann selbst.

Über die weiblichen Wechseljahre gibt es reichlich Literatur, für Männer gibt es erst seit einiger Zeit brauchbare Informationen. Inzwischen gibt es einige Bücher, die aber kein ganzheitliches Konzept anbieten. Auch in den Zeitschriften, die diesem Thema verstärkte Aufmerksamkeit widmen, werden oft nur Potenzprobleme und deren Behebung angesprochen, zweifellos ein wichtiger Punkt, aber sicher nicht der alleinige.

Wie äußern sich die männlichen Wechseljahre, an welchen Zeichen können Männer und Frauen erkennen, dass es so weit ist, wie können sie sich gegenseitig helfen, diese für beide Seiten schwierige Lebensphase nicht nur gut zu überstehen, sondern sogar neue, andere Seiten an sich und ihrer Beziehung zu entdecken? Verstehen lernen, was im Körper geschieht und welche Wechselwirkungen dieses Geschehen mit der (männlichen) Psyche hat, ist der erste und wichtigste Schritt einer konstruktiven Auseinandersetzung mit dieser absolut natürlichen und elementaren Lebensphase. Dieses Buch soll dafür grundlegende Informationen, praktische Tipps und psychologische Hilfestellungen geben. Dazu gehört auch die ganzheitliche Betrachtungsweise des eigenen Lebens und der Partnerschaft. Ich möchte Sie mit etwas unüblichen, aber aus eigener Erfahrung effektiven Therapiemöglichkeiten vertraut machen, die Ihnen helfen können, wenn Sie Hilfe benötigen.

Es ist allerdings schwierig, die betroffenen Männer direkt zu erreichen. Welcher Mann spricht schon gerne über Potenzschwäche und dergleichen. Schon das Wort »Schwäche« ist so unmännlich, finden viele. Viele Männer verdrängen das Thema, überspielen es, schweigen es tot. Und wundern sich, warum sie plötzlich so unzufrieden mit ihrem Leben sind.

Einfacher ist es da, über die Frauen an ihrer Seite das Thema zu erschließen. Frauen sind grundsätzlich interessierter an gesundheitlichen Fragen und sie werden irgendwann mit den Problemen der zweiten Lebenshälfte ihrer Männer konfrontiert. Und Sie würden wahrscheinlich gern wissen, wie Sie Ihren Liebsten unterstützen können. Da Sie ihn (hoffentlich) am besten kennen, können gerade Sie die richtigen Worte zur richtigen Zeit finden und ihm den Weg zum Arzt oder in eine generelle Lebensumstellung erleichtern. Hier finden Sie Anleitungen und das notwendige Hintergrundwissen dazu. Es geht hier sicher nicht um das Bemuttern des armen, leidenden Partners. Es geht um das Erlernen eines gemeinsamen, konstruktiven Umgangs mit einer für beide schwierigen Lebensphase.

Einen wesentlichen Vorteil haben Frauen: Sie haben zumeist vor dem Einsetzen der Wechseljahre ihres Mannes die eigenen Wechseljahre, die, wie wir sehen werden, bei Frauen zeitlich wesentlich komprimierter, intensiver und mit fundamentaleren Folgen ablaufen, bereits erlebt oder befinden sich aktuell darin. Sie haben dabei Erfahrungen gesammelt, sich mit anderen Frauen ausgetauscht, gelernt, was diese Umstellung für alle Lebensbereiche bedeutet.

Trotz aller Unterschiede gibt es viele Gemeinsamkeiten, in denen sich das männliche und das weibliche Empfinden begegnen. Deshalb sind einige Kapitel sowohl für Männer wie für Frauen zutreffend. Es ist mir wichtig, gegenseitiges Verständnis für die Befindlichkeiten des anderen zu wecken.

Den speziell für die Lebenssituation »50 plus« zugeschnittenen Wellness-Teil dieses Buches können Sie gemeinsam ausprobieren. Stellen Sie sich Ihr eigenes Wohlfühlprogramm zusammen und genießen Sie es!

Als ich mit den Recherchen für dieses Buch begann, befragte ich zuerst die Männer entsprechenden Alters in meinem Bekanntenkreis. Nur einer von 18 befragten Männern gab zu, Wechseljahre-Beschwerden zu verspüren. Alle anderen klagten zwar über die wohl üblichen Verschleißerscheinungen, aber von Wechseljahren wollten sie nichts wissen.

Die dazugehörigen Frauen erzählten mir später im Vertrauen, dass die Angaben der Männer so nicht ganz stimmten. Sie würden sehr wohl so etwas wie Wechseljahre-Beschwerden erleben. Die Männer hätten ganz offensichtlich Probleme und auch Ängste, würden das aber kaum zugeben, geschweige denn darüber sprechen.

Daraufhin befragte ich Ärzte zu diesem Thema und fand sehr unterschiedliche Meinungen vor. Die männlichen Mediziner waren überwiegend der Ansicht, es bestünde überhaupt keine Veranlassung, bei Männern von Wechseljahren zu sprechen, da sie doch ihr Leben lang zeugungsfähig seien, was ja bei Frauen mit Beginn der Wechseljahre nicht mehr der Fall sei. Tatsächlich ist inzwischen medizinisch nachgewiesen, dass bei Männern der Hormonspiegel in der zweiten Lebenshälfte ebenso abfällt wie bei uns Frauen, nur nicht so abrupt und drastisch. Die Umstellung ist eher schleichend. Daher werden die männlichen Wechseljahre als solche nicht oder nur kaum wahrgenommen und deshalb gern gänzlich geleugnet.

Es gab aber auch eine Reihe von Ärztinnen und Ärzten, die bestätigten, dass auch Männer so etwas wie Wechseljahre durchleben. Die meisten Mediziner betrachten dabei zumeist ausschließlich die körperlichen Bereiche. Nur wenige beachten auch den Wandel der seelischen Verfassung in der zweiten Lebenshälfte. Damit muss jeder bislang allein fertig werden. Leider findet man diese rein medizinische Betrachtungsweise auch bei den Betroffenen selbst. Hier geht es nicht nur um die Hoden oder die Eierstöcke, die jetzt einer Veränderung unterliegen. Diese sind ein Teil des ganzen Körpers und zum Körper gehört auch eine Seele. Deshalb betrachtet dieses

Buch immer den ganzheitlichen Aspekt. Im psychologischen Teil stelle ich Ihnen einige alternative Therapiemöglichkeiten vor, die Sie vielleicht auf den ersten Blick etwas irritieren, da sie in dieser Form neu für Sie sind. Beim Lesen werden Sie aber feststellen, dass sich neue Möglichkeiten zum Erkennen und Bearbeiten Ihrer Probleme daraus ergeben können.

Es scheint einige Männer zu geben, an denen, zumindest von außen betrachtet, die Wechseljahre spurlos vorbeigehen. Sie sehen gut aus, wirken körperlich fit, setzen im hohen Alter noch Kinder in die Welt und genießen das Leben in vollen Zügen. Wenn man aber mal genauer hinschaut, stellt man fest, dass auch sie sehr wohl einen Wechsel vollzogen haben. Ihre innere Einstellung zum Leben hat sich verändert, indem sie nun zum Beispiel bereit sind, auch emotional Verantwortung für eine Familie zu übernehmen. Da unsere Lebenserwartung heute sehr hoch ist, verschieben sich bei einigen Menschen die Entwicklungen nach hinten, weil sie dann erst in der Lage dazu sind, diese Schritte innerlich zu vollziehen.

Der kleine Unterschied: Andropause ist nicht Midlifecrisis

Zwischen Andropause und Midlifecrisis bestehen diverse Unterschiede, obwohl sich auf den ersten Blick viele Symptome ähneln.

Während sich die Midlifecrisis bei Frauen und Männern gleichermaßen zwischen dem 35. und 45. Lebensjahr einstellt, tritt die Andropause der Männer in der Regel zwischen dem 50. und 60. Lebensjahr allmählich in Erscheinung.

Die Midlifecrisis hat ihren Ursprung im emotionalen Bereich, während die Andropause ein hormonbedingter Zustand ist, der auch auf emotionaler Ebene seine Auswirkungen haben kann. Diese sind jedoch nicht die Ursachen, sondern eben die Folgen.

Die Midlifecrisis entsteht meistens durch soziale Faktoren, die eine Wende im Leben erfordern. Sei es, dass auf der beruflichen Ebene Veränderungen oder Unzufriedenheit aufkommen, sei es, dass im privaten familiären, partnerschaftlichen Bereich einschneidende Erlebnisse anstehen. Häufig spüren Männer in der Midlifecrisis einen verstärkten Sexualtrieb, den sie als Ventil benutzen, um ihre Probleme zu kaschieren.

In der Andropause hingegen nimmt die Libido beim Mann oft ab und die Erektionsfähigkeit lässt nach. Handelt es sich also in der Midlifecrisis eher um eine seelisch-geistige Erschöpfung und Ziellosigkeit, sind Erschöpfungszustände und Antriebslosigkeit der Andropause vorwiegend im physischen Bereich zu finden.

Beide Zustände sind behandelbar, aber auf völlig unterschiedliche Weise. Die Behandlung einer Midlifecrisis besteht im seelischen Bereich durch eine Therapie und das Überdenken seiner bisherigen Lebensweise.

Bei Beschwerden durch die Andropause sind medizinische Therapien angezeigt, durch die die Lebensenergie gesteigert werden können.

Wichtig ist, vor einer Behandlung genau zu definieren, um welches der beiden Probleme es sich handelt.

Für mich als Frau ist es selbstverständlich, mich mit dem Thema Wechseljahre auseinander zu setzen. Männer haben bis heute kaum Möglichkeiten, sich zu informieren, wie es mit ihrer Befindlichkeit in der zweiten Lebenshälfte aussieht. Die Schulmedizin leugnete bislang, dass auch Männer Wechseljahre erleben. In meinem Umfeld leben sehr viele Männer, die in der zweiten Hälfte ihres Lebens stehen, und ich beobachte täglich, dass ein dringender Bedarf an Beratung besteht. Es handelt sich offenbar um ein Tabuthema für Männer, das gleichzeitig von einer gewissen Ratlosigkeit gekennzeichnet ist.

Die Veränderungen und ihre körperlichen wie psychischen Folgen gilt es wahrzunehmen und anzunehmen. Natürlich haben die Veränderungen auch emotionale Aspekte. Gefühle sind oft nicht kontrollierbar. Es werden dunkle Seiten des Unbewussten und Ängste hervorgerufen, mit denen sich das männliche Prinzip nicht gern auseinander setzt. Das männliche Prinzip steht für Verstand und Logik. Gefühle sind weitgehend außer Kraft gesetzt, da Kontrolle zählt. Ich hoffe darauf, dass auch Männer neugierig auf dieses Buch sind und ich sie mit den verschiedenen Aspekten dieser Lebensphase vertraut machen kann.

Starke Kerle und wehleidige Mimöschen

Wenn Männer krank sind, dann lernt man sie richtig kennen. Zumeist kristallisieren sich dann zwei Grundtypen heraus:

Der starke Kerl, der die Zähne zusammenbeißt und sich auf keinen Fall etwas anmerken lassen möchte, wenn ihm elend zu Mute ist. Arztbesuche kämen ihm wie ein Verrat an seiner Männlichkeit vor. »Ein Indianer kennt keinen Schmerz«, »Männer weinen nicht« etc. Derartige Sprüche gehen diesem Typ Mann ganz leicht und ständig von der Zunge.

Die Frau an seiner Seite spürt aber intuitiv doch, dass etwas nicht stimmt, und sorgt sich um ihn, was ihm oft erst recht missfällt. Sein Heldenimage nimmt dadurch Schaden und so wird er nur noch verbissener als zuvor. Auf keinen Fall lässt er mit sich reden. Diesen Charakterzug findet man sehr häufig unter den Männern ab sechzig.

Der andere Typ ist wehleidig, bei jedem kleinen Wehwehchen will er wie zu Kinderzeiten von der Mama, nun in Gestalt seiner Partnerin, gehegt und gepflegt werden. Eigentlich leidet er ständig unter einem Defizit an Fürsorge, aber jetzt, wo es ihm so schlecht geht, darf er es zeigen.

Eine kleine Erkältung setzt ihn so außer Gefecht, dass er nicht dazu im Stande ist, auch nur einen Teebeutel in einen Becher zu befördern. Hinter jedem kleinen Husten vermutet er gleich Lungenkrebs und eilt sogleich zum Facharzt. Der gewöhnliche Hausarzt darf da gar nicht erst ran, der könnte ja etwas übersehen. Diesen Charakter finden wir häufig bei Männern in mittleren Jahren.

Gleichgültig, ob Sie den Typ »Macho« oder den Typ »Memme« (jeweils bezogen aufs Kranksein!) an Ihrer Seite haben: Es ist schwierig für Sie, damit zurechtzukommen. Ausnahmen bestätigen die Regel und das stimmt natürlich auch hier. In meinem Freundeskreis sind die Männer fast alle sehr aufgeschlossen. Seit vor einigen Jahren die Gesundheitswelle mit Wellness-und Anti-Aging-Themen zu uns kam, sind auch Männer aufmerksamer geworden. Es zeigt sich immer mehr, dass viele Männer mit Freude daran gehen, allmählich ihr Verhalten zu verändern.

Leider haben mir aber sehr viele Frauen ihre Männer genau als die Typen geschildert, die ich oben beschrieben habe. Glücklicherweise gehen die jüngeren Männer heute normaler mit ihren Beschwerden um, so dass die Zukunft für die jeweiligen Partnerinnen einfacher zu werden scheint.

Ein gutes Beispiel

Wer von Ihnen manchmal die Harald-Schmidt-Show gesehen hat weiß, wie gerne Harald Schmidt uns den Spiegel vorgehalten hat. Besonders mit seinem Kollegen Jürgen von der Lippe verstand er es, in brillant gespielter Hypochondrie alle erdenklichen Krankheiten zu besprechen. Jeder hat darüber lachen können, aber haben die meisten auch begriffen, was sich dahinter verbirgt?

Es spiegeln sich genau die beiden beschriebenen Typen wider. Nämlich, dass Männer in der Regel nicht im normalen Tonfall über ihre Krankheiten sprechen können, sondern höchstens dann, wenn sie sich darüber lustig machen oder jede Kleinigkeit ärztlich diagnostizieren lassen.

Was ich dabei für erwähnenswert halte, ist die Tatsache, dass sich beide Herren in der zweiten Lebenshälfte befinden und die daraus erwachsenden Zipperlein offen darlegen. Sie reden quasi über die Wechseljahre des Mannes und das ist gut so!

Je selbstverständlicher mit diesem Thema in der Gesellschaft umgegangen wird, umso leichter ist es für die Männer, sich dazu bekennen zu können.

Frauen sprechen gern über Gefühle, Männer nicht!

Männer sind auch Menschen. Diesen Satz kennen wir ja in umgekehrter Form hinreichend von Alice Schwarzer.

Kürzlich las ich eine Umfrage, in der sich 67 Prozent der befragten Männer mehr Verständnis von ihren Partnerinnen wünschten. Außerdem bekundeten viele der Männer, dass sie eigentlich gern mehr Gefühle zeigen möchten, aber nicht wissen, wie, da sie es nicht gelernt hätten.

Nun könnten und würden wir Frauen unseren Männern ja so gerne helfen, wäre da nicht ein gravierendes Problem zu bewältigen, das da lautet: Frauen sprechen gern über Gefühle, Männer nicht!

Will man die Gefühlswelt eines Mannes kennen lernen, so muss man beobachten, was er tut, nicht, was er über sich sagt. Seine Hobbys verraten uns viel über seine Innenwelt. In einem Buch von Susanne Fröhlich und Constanze Kleis las ich den Satz »Männer verstehen heißt, Männern verzeihen!«. Vielleicht wäre ja das ein Anfang für eine wundervolle Beziehung!

Allerdings ist es notwendig, dass einige Frauen ihre Erwartungen, die sie an ihre Männer stellen, verändern müssen. Er soll immer der Situation angemessen reagieren, das heißt, in partnerschaftlicher Hinsicht soll er sensibel, gefühlsbetont reagieren, während Frau von ihm fast ein machohaftes Verhalten fordert, wenn es darum geht, in der Gesellschaft seinen Platz zu behaupten. Ein Mann sollte sich in jeder Situation so verhalten dürfen, wie es seiner Persönlichkeit entspricht. Man kann dann gemeinsam überlegen, ob das Verhalten angebracht ist oder nicht. Sprechen Sie miteinander!

Ein schlechtes Beispiel

Zur Recherche für dieses Buch habe ich diverse Männermagazine gelesen. Besonders das Magazin »Mens Health« hat sehr gute Themen. Leider scheinen das einige Männer nicht so zu sehen. In der Februar-Ausgabe 2004 las ich eine Leserzuschrift, die zeigt, dass Machos noch nicht ausgestorben sind. Unter der Überschrift »Uns kommen die Tränen« stand, hier etwas verkürzt, Folgendes:

»Ich bin schon seit Jahren Abonnent Ihrer Zeitschrift und muss leider anmerken, dass Ihre bis vor kurzem ausgezeichneten Beiträge immer mehr weibische Züge annehmen. Sind wir Weicheier oder Männer? Da wird über Kochrezepte berichtet, oder wie man richtig eine Frau befriedigt, damit sie auch ja zum Orgasmus kommt. Wen, frage ich Euch, interessiert das? Wie gesagt, wir sind Männer und keine Weicheier.« Den Rest ersparen wir uns.

TIPP für Frauen

Sollten Sie ein solches Exemplar bei sich wohnen haben, schicken Sie es ohne Wasser in die Wüste, ansonsten haben Sie es nicht besser verdient.

Rituale schaffen

Besonders bei Männern in der zweiten Lebenshälfte, die nur noch teilweise oder gar nicht mehr im Berufsleben stehen, beobachte ich häufig, dass sie nichts mit sich anzufangen wissen. Das tägliche Ritual, zur Arbeit zu gehen, entfällt, und bei vielen entsteht ein riesiges Loch. Aus eigener Erfahrung kann ich sagen, wie wichtig es ist, dieses Defizit durch ein neues, jetzt passendes Ritual zu ersetzen. Das gilt für Männer wie für Frauen. Man kann für sich selber ein Ritual festlegen, aber auch mit dem Partner etwas Neues beginnen. Das gilt nicht nur für den äußerlichen Bereich.

Wir alle wissen, wie eingefahren eine Partnerschaft sein kann, wenn man lange zusammen ist. Gerade in der zweiten Lebenshälfte könnte so manche Partnerschaft einen zweiten Frühling vertragen. Nehmen Sie sich Zeit für die Liebe. Machen Sie ein Ritual daraus.

Tipp für Männer

Vergessen Sie nie die erogenste Zone bei allen Frauen: die Seele!

Tipp für Frauen und Männer

Legen Sie sich ein Wunschbüchlein an. Da hinein schreiben Sie Ihre Wünsche an ihn – und er schreibt seine an Sie.
Sicherheit macht träge und kann in einer Partnerschaft dazu führen, dass man sich gehen lässt. Ihre Partner sollten Ihnen immer so viel wert sein, dass Sie Ihnen einen anziehenden Anblick bieten.

Nur wer aufhört, täglich neu zu werden,
wird täglich älter.
(Anonym)

Die Wechseljahre des Mannes aus medizinischer Sicht

Die medizinischen Fragen dieses Themas werden ausführlich im zweiten Teil des Buches dargestellt. Einige Aussagen des psychologischen Teils lassen sich jedoch besser verstehen, wenn man auch die medizinischen Fragestellungen im Hinterkopf hat. Daher hier zum Einstieg vorab eine kurze Übersicht.

Medizinischen Umfragen zufolge gleichen sich bei Männern und Frauen die Symptome in den Wechseljahren. Während bei den Frauen ein merklicher hormoneller Wechsel erfolgt, geht dieser Prozess bei den Männern schleichender vor sich, weshalb die Beschwerden zunächst nicht so klar zu Tage treten.

Der entscheidende Unterschied ist die Tatsache, dass Frauen nach der Umstellung ihre Fruchtbarkeit verlieren, während der Mann bis ins hohe Alter zeugungsfähig ist. Das ist auch das Argument der Mediziner, die behaupten, der Mann käme nicht in die Wechseljahre, da er ja immer zeugungsfähig bleibe. Dass ein Wechsel immer ganzheitlich zu betrachten ist, bleibt dabei unbeachtet.

Zwischen dem 45. und dem 60. Lebensjahr kann beim Mann die Umstellung erfolgen. Die Aktivität der Keimdrüsen lässt nach. Es werden immer weniger Sexualhormone gebildet. Ein großer Teil der Androgene wird in Östrogene umgewandelt. Hieraus können Stimmungsschwankungen entstehen, obwohl bei den Männern die Angst vor dem Älterwerden die hormonellen Probleme oft überlagert.

Die häufigste Veränderung bei Männern in den Wechseljahren besteht darin, dass etwa ab dem 50. Lebensjahr eine Vergrößerung der Prostata einsetzt. Das verursacht zwar Probleme beim Wasserlassen, ist aber ansonsten eher harmlos.

Ein weiteres Problem stellt der manchmal starke Leistungsabfall dar, besonders wenn die Potenz betroffen ist. Dabei ist Impotenz nur eine Folge von anderen körperlichen Krankheiten, die mit zunehmendem Alter gehäuft auftreten.

Männer in der Andropause klagen allerdings auch über plötzliche Hitzewallungen und stellen genau wie die Frauen eine merkliche Gewichtszunahme fest. Ein sehr unliebsames Problem stellt der Haarverlust dar. Hier eine kurze Liste der Beschwerden.

Symptome

- Haarausfall, speziell der kreisrunde Haarausfall
- Gewichtszunahme (Schwabbelbauch)
- Nachlassen der Ausdauer bei körperlichen Aktivitäten
- Nachlassen der Merkfähigkeit
- Altersweitsichtigkeit / Sehschwäche allgemein
- häufiges Wasserlassen, besonders in der Nacht
- Erektionsschwäche, Impotenz, verminderter Samenerguss
- Prostatavergrößerung
- zunehmende Angst vor Krankheiten
- keine Freude mehr am Sex mit dem eigenen Partner
- Einsamkeitsgefühle / Beziehungsprobleme
- das Gefühl, etwas versäumt zu haben
- Angst, zum alten Eisen zu gehören
- Gedanken an den Tod

Lassen Sie uns nun einen genaueren Blick auf die Männer der Altersgruppen werfen, welche die Hauptrolle in diesem Buch spielen.

Der Mann ab 40

Statistisch gesehen hat ein vierzigjähriger Mann seine Lebensmitte bereits überschritten. Dennoch wissen wir alle, wie fit man heutzutage mit vierzig ist. Zu diesem Zeitpunkt stehen einem noch alle Möglichkeiten zur Verfügung, sich auf eine gesunde zweite Lebenshälfte vorzubereiten. Bekanntlich ist Vorbeugen besser als Heilen, darum müssen jetzt die Weichen gestellt werden.

Die wichtigsten Voraussetzungen, um im Alter fit zu sein, sind eine vitalstoffreiche Ernährung, körperliche Aktivität und ein gemäßigter Umgang mit Nikotin und Alkohol. Durch eine gesunde Lebensführung wird der Alterungsprozess verzögert. Besonders zu achten ist auf den Cholesterinspiegel und den Blutdruck. Auch wenn momentan keine körperlichen Beschwerden vorhanden sind, ist doch die Zeit gekommen, in der ein jährlicher Check-up beim Arzt selbstverständlich sein sollte.

Ab dem 45. Lebensjahr ist das Herzinfarktrisiko am größten. Stress und Rauchen sind die Hauptverursacher dafür. Man sollte nicht nur darauf achten, dass das Gehalt stimmt, sondern auch Wert darauf legen, dass das innere Gleichgewicht in Harmonie ist.

So begrüßenswert körperliche Betätigung ist, so unsinnig ist der heute so verbreitete Fitnesswahn. Es ist absolut nicht nötig, sich täglich stundenlang an seelenlosen Geräten abzukämpfen, um der Gesundheit zu dienen. Eine kontinuierliche gesunde Lebensführung bewirkt das Gleiche und fesselt Sie nicht an stählerne Gerätschaften. Zum Wohlfühlen gehört immer auch das seelische Erleben.

Zwischen dem vierzigsten und dem fünfzigsten Lebensjahr sollten Männer, die eine Disposition zur Glatzenbildung haben, unbedingt jetzt untersuchen lassen, welche Ursache zu Grunde liegt. Nur so kann der Haarverlust rechtzeitig gestoppt und vielleicht behoben werden. Durch einen Hormonstatus beim Männerarzt kann festgestellt werden, ob die Werte im Normbereich liegen. Wie stark der Einfluss der Hormone auf den Haarwuchs ist, zeigt sich daran, dass männlicher Haarausfall meistens dann auftritt, wenn das männliche Sexualhormon Testosteron vorhanden ist. Zusätzlich spielt das Abbauprodukt Dihydrotestosteron eine Rolle dabei. Zurzeit wird erforscht, ob das so genannte Nude-Gen für die frühzeitige Glatzenbildung mitverantwortlich sein kann. Vorbeugende und erhaltende Maßnahmen bestehen in einer guten Haar- und Kopfhautpflege. Milde Shampoos und eine tägliche Kopfhautmassage zur Anregung des Stoffwechsels und zur Durchblutung sollten selbstverständlich sein. Gerade bei den Haaren gilt der Satz »Schönheit kommt nicht allein von außen, sondern auch von innen«. Ein gesunder Haarwuchs kann nur dann erfolgen, wenn die Voraussetzungen dafür vorhanden sind, sprich, eine vitalstoffreiche Vollwertkost.

Spätestens Ende vierzig wird es für jeden, ob Mann oder Frau, Zeit, sich um sein oft vernachlässigtes Innenleben zu kümmern. Damit kann ganz vorsichtig begonnen werden, indem etwa ein Umdenkungsprozess in Sachen Freizeitgestaltung erfolgt. Jetzt sollte man Prioritäten setzen. Wellness heißt das Zauberwort. Wellness-Anwendungen können im Urlaub und auch zu Hause genutzt werden. Mehr dazu finden Sie im gleichnamigen Kapitel dieses Buches. Die jetzige Generation um die vierzig ist eine der ersten, die die Chance hat, durch die vorhandenen Lebensumstände und die wissenschaftlichen Erkenntnisse wirklich gesund alt werden zu dürfen. Diese Möglichkeit sollte niemand verpassen, fangen Sie also sofort damit an.

Der Mann ab 50

Das fünfzigste Lebensjahr scheint für viele Menschen der sensibelste Zeitpunkt ihres Lebens zu sein. Jetzt treten alle schwelenden Krisen offen zu Tage, sei es im beruflichen, gesundheitlichen oder/und partnerschaftlichen Bereich. Mit fünfzig ist es an der Zeit, Bilanz zu ziehen und dem Ergebnis ins Auge zu blicken. Nur so kann man sich auch bewusst für einen Richtungswechsel entscheiden, falls nötig.

Die Männer und Frauen, die heute um die fünfzig sind, gehören zur ersten Generation, in der es keine Garantie mehr für eine gesicherte Altersruhe gibt. In solchen Situationen gerät man eher in eine Midlifecrisis, als wenn sich unser Leben in geordneten, überschaubaren Bahnen bewegt.

Gerade Männer um die fünfzig fühlen sich meistens noch recht leistungsfähig in ihrem Beruf und reagieren auf betriebsbedingte Veränderungen, die heute beschönigend »Freistellungen« von Mitarbeitern genannt werden, sehr extrem. Viele fühlen sich degradiert und wissen zunächst nicht, was sie ohne Job oder die gewohnte Position anfangen sollen. Wer nach einer gewissen Zeitspanne aus seinem Tief nicht wieder herausfindet, sollte sich nicht scheuen, professionelle Hilfe in Anspruch zu nehmen.

Ansonsten sollten Hobbys ausgebaut und vielleicht sogar finanziell genutzt werden. Für ganz Mutige, von denen es zunehmend mehr gibt, können sich völlig neue Möglichkeiten eröffnen, an die man früher nicht einmal im Traum gedacht hat. Hier ist etwas Kreativität gefragt. Auch Männer, die beruflich keine Probleme haben, sollten dennoch allmählich darüber nachdenken, wie sie ihre Zukunft gestalten möchten.

Ab Mitte fünfzig fangen bei vielen Männern die kleinen Zipperlein an. Das so genannte starke Geschlecht beißt dann häufig nur die Zähne zusammen und kümmert sich einfach nicht weiter darum. Wie gefährlich das sein kann, weiß Mann immer erst dann, wenn plötzlich der Körper versagt.

Man mag von Vorsorgeuntersuchungen halten, was man will, aber ab dem fünfzigsten Lebensjahr sollte sicherheitshalber zum Beispiel eine Darmspiegelung erfolgen. Heutzutage stellt die Spiegelung selbst in der Regel kein Problem dar. Lediglich die Vorbereitung ist etwas nervig und zeitaufwändig.

Ab Mitte fünfzig können sich auch Wechseljahre-Beschwerden einstellen, wie sie im medizinischen Teil dieses Buches beschrieben sind. In diesem Fall sollte beim Männerarzt ein Hormonstatus erstellt werden.

Wer in der ersten Lebenshälfte ungesund gelebt hat, sollte spätestens jetzt seinem Körper »energetisches Futter« liefern, verbunden mit einem gezielten Bewegungsprogramm. Schieben Sie hin und wieder ein Wellness-Wochenende ein und lassen Sie die Seele baumeln.

Die heutige Fitnessgeneration erachtet es für selbstverständlich, etwas für ihr Äußeres zu tun. Die Männer, die sich jetzt im sechsten Lebensjahrzehnt bewegen, wurzeln häufig noch tief in den 1968ern, als Gammellook angesagt war. Bei manchen von ihnen hat man das Gefühl, dass sie seitdem ihre Kleidung nicht übermäßig erneuert haben.

Im kosmetischen Bereich kann Mann jetzt ruhig mal etwas Hand anlegen. Graue Haare stehen nicht jedem, gefärbte Haare allerdings auch nicht. Es gibt aber Mittel, welche die natürliche Haarfarbe langsam wieder herstellen können. Diese Produkte enthalten keine künstlichen Farbstoffe, wie es bei Tönungen und Haarfärbecremes der Fall ist, sondern Vorstufen des natürlichen Melanins. Der zweite Unterschied zwischen diesen speziellen Produkten und herkömmlichen Färbemitteln besteht darin, dass kein chemisches Oxidationsmittel zugesetzt wird, sondern der natürliche Sauerstoff aus der Luft dazu genutzt wird. Deshalb wird ein Ergebnis erst allmählich sichtbar. Leider ist diese Methode nicht bei hellblondem oder rotem Haar anwendbar, aber diese Farbtypen bekommen in der Regel kein »Straßenkötergrau« vom Alter verpasst, sondern einen klaren Ton, den man getrost und stolz tragen kann. Wichtig ist die aufmerksame Pflege, um Haare und Kopfhaut gesund zu erhalten.

Auch die Gesichtshaut freut sich über eine regelmäßige Pflege. Zerfurchte Seefahrerhaut, vielleicht früher ein Markenzeichen von Männlichkeit, ist heute völlig out! Eine Feuchtigkeitscreme sollte zum täglichen Pflegeritual gehören. Einmal wöchentlich kann eine Reinigungsmaske aufgetragen werden. Eine fettfreie Gesichtsbräunungscreme verleiht nicht nur ein frisches Aussehen, sondern auch ein vitaleres Lebensgefühl.

Der Mann ab 60

Etwa ab dem sechzigsten Lebensjahr beginnt spürbar ein Umbruch des bisherigen Lebens. Es ist die Zeit der kleinen und größeren Abschiede. Das Ausscheiden aus dem Arbeitsprozess ist gerade für Männer ein großer Einschnitt, denn die stärkste Identifikation findet bei Männern über den Beruf statt. Wer darüber hinaus keinen anderen Bezugspunkt hat, tut sich schwer, mit der Situation zurechtzukommen.

Frauen empfinden ihren Partner in dieser Zeit oft als grantig und eigenbrötlerisch. Manche kapseln sich in dieser Lebensphase häufig von allem Bisherigen ab. Die Umwelt reagiert darauf mit Unverständnis und verschärft ungewollt diese verzwickte Situation. Männer brauchen Verständnis und neue Herausforderungen in solchen Situationen.

Zunächst gilt es zu überlegen, auf welche überflüssigen Dinge und Angewohnheiten man getrost verzichten kann, um damit Raum zu schaffen für die wesentlichen Dinge des Lebens. Hierzu sollte man eine Liste erstellen, auf der vermerkt wird, welche Aktivitäten man immer schon mal unternehmen wollte, aber ständig verschoben hat. In dieser Lebensphase können diese Wünsche in die Tat umgesetzt werden.

Inzwischen gibt es in den Volkshochschulen fast überall ein breit gefächertes Angebot für jede Generation. Abgesehen davon, dass der Geist fit gehalten wird, lernt man auch neue Menschen kennen.

Der Besuch beim Urologen sollte nun zur regelmäßigen Selbstverständlichkeit werden, denn die meisten Männer leiden in diesem Alter an Prostatabeschwerden.

Ich habe viele Männer um die sechzig aufmerksam beobachtet und dabei festgestellt, dass einige von ihnen Schwierigkeiten haben, ihren Platz zu finden. Außerdem fiel mir auf, dass es in keiner Altersgruppe ein so breites Spektrum der unterschiedlichsten Befindlichkeiten gibt wie in dieser. Manche sind fit wie ein Mann Ende vierzig. Ebenso begegnen mir sechzigjährige Männer, die ein Jahrzehnt älter wirken, als sie wirklich sind.

Natürlich liegt das auch in der Tätigkeit begründet, die der Mann ein Leben lang ausgeübt hat. Jemand, der auf dem Bau gearbeitet hat, ist körperlich erschöpfter als jemand, der als Architekt die Bauten am Schreibtisch entworfen hat.

Ich habe bei Befragungen aber auch herausgefunden, dass in dieser Generation noch ein sozialer Unterschied besteht, den es so in der jüngeren Generation nicht mehr gibt. Der so genannte einfache Mann, der sich redlich abgeschuftet hat, um für sich und seine Familie einen leidlichen Lebensstandard zu schaffen, hat sich dabei kaum oder gar nicht um seine Gesundheit, vollwertige Ernährung oder Fitness gekümmert. Schwere körperliche Arbeit macht Hunger, und der wurde mit fettreicher Kost gestillt. Darum gibt es gerade unter den sechzig- bis siebzigjährigen Männern so viele mit Übergewicht. Die Folgen bekommen sie nun zu spüren. Für diese Männer ist es wichtig, umzudenken, sich intensiv um ihre Gesundheit zu kümmern und schlechte Lebensgewohnheiten schnellstens abzulegen, ansonsten werden sich die typischen Alterserscheinungen auf sehr unangenehme Weise bemerkbar machen, die dann oft nicht mehr zu beheben sind.

Die Männer, die einen lukrativen Beruf ausüben oder ausgeübt haben, ihr Schäfchen im Trockenen wissen, noch fit sind, weil sie sich schon immer um ihre Gesundheit gekümmert haben, sollten sich dennoch nicht auf ihren Lorbeeren ausruhen, sondern sich mehr um ihr inneres Wohlergehen kümmern. Die materielle Ebene darf nun mal in den Hintergrund treten.

Anstrengender Erlebnisurlaub darf getauscht werden gegen ein spirituelles Erlebnis in einem zweiwöchigen Klosteraufenthalt. Danach eröffnen sich völlig neue Lebensperspektiven. Ein Versuch lohnt sich!

Der Mann ab 70

Wer sich jetzt im Alter um die siebzig befindet, hat noch eine ganz andere Zeit miterlebt als die nachfolgenden Generationen. Das beinhaltet eine rigide Erziehung, die zusätzlich vom heroischen Menschenbild des NS-Regimes geprägt wurde. Diese Generation musste in jungen Jahren den Zweiten Weltkrieg erleben, der für immer seine Spuren in ihren Seelen hinterlassen hat.

Durch die kargen Zeiten nach dem Krieg und die anstrengenden Aufbaujahre sind die Wertevorstellungen dieser Menschen besonders gekennzeichnet. Die Aufweichungen dieser alten Strukturen schreiten allerdings schnell voran und deshalb hat es diese Generation sehr schwer, damit zurechtzukommen.

Viele von ihnen haben körperlich oft viel leisten müssen und sind jetzt zurecht müde. Sie wollen einfach nur ihre Ruhe haben. Aber es ist ja bekannt: Wer rastet, der rostet. Ich habe einen solchen Fall in der Familie. Ein Mann, etwas über siebzig, sitzt den lieben langen Tag herum, raucht, sieht fern, trinkt Bier und hat kaum Kraft für irgendwelche Aktivitäten. Er war sein Leben lang körperlich gefordert und es ist verständlich, wenn er nun kürzer treten möchte. Allerdings verhilft ihm die jetzige Lebensweise kaum zu einer schönen zweiten Lebenshälfte.

Diese Generation hat oft das Problem, die richtige Balance zu finden. Hier können die fernöstlichen Trainingsmethoden wahre Wunder wirken. Sie sind körperlich zu bewältigen und stärken die geistigen Kräfte. So kommen Körper und Geist wieder in Harmonie. Das wirkt sich spürbar auf die Lebensqualität aus.

Viele Menschen dieser Generation haben bis zum Umfallen gearbeitet, um sich ein sorgloses Alter zu schaffen. Nun, wo sie es erreicht haben, können sie es plötzlich nicht genießen. Sie haben nie gelernt zu genießen. Ebenso verhält es sich mit ihren Gefühlen. Den Männern dieser Generation wurde noch eingeredet, dass ein richtiger Junge nicht weint und bei Schmerzen die Zähne zusammenbeißt. Das müssen sie heute nicht mehr. Wenn ein Mann in diesem Alter sich etwas nörgelig verhält, kann es also daher rühren, dass ihn etwas bedrückt, er es aber nicht ausspricht.

Gerade in diesem Alter ist die Prostatauntersuchung wichtig. Ein weiteres, leider tabuisiertes, Thema im achten Lebensjahrzehnt ist die Impotenz. Die heute um die Siebzigjährigen sind es nicht gewohnt, offen über Sex zu sprechen. Üblicherweise wurde damals dabei noch das Licht ausgeknipst. Die Sinnlichkeit blieb dabei auf der Strecke. Auf Sex im Alter muss niemand verzichten, allerdings verändern sich mit zunehmendem Alter die Wünsche und Bedürfnisse der Partner. Deshalb ist das Gespräch hier besonders wichtig, um Frust zu vermeiden. Jedenfalls sollte es nicht mehr um die Häufigkeit gehen, sondern um die Qualität. Lassen Sie sich Zeit. Gestalten Sie die Umgebung angenehm und kuschelig. Wenn es mal nicht zum Höhepunkt kommt, ist das kein Drama.

Die Mehrheit dieser Generation lebt noch in geordneten Familienstrukturen und kann auf Kinder und Enkelkinder blicken, die ihnen im Alter Freude bringen können. Dennoch kommt es darauf an, sich über einige Dinge Gedanken zu machen. Wichtig ist, dass man am Ende des Lebens mit sich im Reinen ist. Was gibt es noch zu klären, was gilt es festzuhalten, was weiterzugeben? Beschäftigen Sie sich rechtzeitig mit geistigen Dingen, das kann helfen, auch schwere Phasen zu überstehen.

Würde man in der Menschheit den Glauben an die Unsterblichkeit zerstören, so wäre mit einem Mal nicht nur die Liebe, sondern jede lebendige Kraft, die das Leben in der Welt erhält, ausgelöscht.
(Fjodor Dostojewski)

Forever young – Ein Menschheitstraum

Die Vision von ewiger Jugend beschäftigt die Menschheit seit uralten Zeiten. In früheren Epochen drückte sich dieser Wunsch besonders intensiv in der Lyrik aus. Heute, im Zeitalter der Technik und Wissenschaft, versucht man diesen Traum zu realisieren. Die Genforschung arbeitet zurzeit fieberhaft an einer Formel, die ewige Jugend verspricht. Obwohl man große Fortschritte in der Erforschung unserer Genstruktur gemacht hat, ist diese heiß ersehnte Formel nicht so bald in Sicht.

Die Natur hat eine Unsterblichkeit der Schöpfung, so wie wir sie verstehen, anscheinend nicht vorgesehen. Jedes Einzelleben hat einen Anfang und ein Ende. Das ist der Kreislauf des Lebens. Um dieses zu verstehen, muss unbedingt die Sinnfrage ins Gespräch gebracht werden.

Sicher haben Sie sich alle schon einmal gefragt, was der Sinn Ihres Lebens sein soll. Es gibt so viele Antworten darauf, wie es Fragen gibt. Die Lösung finden wir nicht in der Materie, sondern im feinstofflichen Bereich. Das heißt, dieser Bereich entzieht sich unserer Sichtbarkeit und ist deshalb so schwer verstehbar. Um eine Antwort auf unsere Fragen zu bekommen, müssen wir uns die Mühe machen, hinter die Dinge zu schauen. Sie kennen das sicher aus eigener Erfahrung. Die groben, großen Teile erkennt man sofort, während man hauchdünne Linien nur mit der Lupe erkennen kann. Materie ist verdichteter Geist und je kompakter etwas ist, umso schwieriger ist es, etwas zu finden, was nicht greifbar ist.

Sagen Sie Ja zum Leben!

Haben Sie mal darüber nachgedacht, wie oft Sie schon Nein gesagt haben zu Ihrem Leben?

Damit haben Sie unbewusst Ihre eigenen Fallstricke gelegt, in denen Sie von Zeit zu Zeit immer wieder hängen bleiben. Wir haben alle mal Tage, an denen wir schon beim Aufstehen fühlen, dass wir eigentlich auch gleich im Bett bleiben könnten, weil dieser Tag irgendetwas Destruktives vermittelt. Dabei lassen wir uns von äußeren Dingen leiten, die mit unserem Gemütszustand nicht das Geringste zu tun haben. Das Wetter ist ein sehr beliebtes Objekt, das als Grund für meine schlechte Stimmung ausgemacht wird. Dabei handelt es sich in Wahrheit um meine eigenen Projektionen, für die ich keine Verantwortung übernehmen möchte. Eine optimistische Haltung hingegen setzt Energien frei, die wir zur Bewältigung des Tages nutzen können. Manchmal stellt man am Abend erstaunt fest, dass der Tag sich zum Guten gewendet hat.

Genauso verhält es sich mit allem, was uns im Leben begegnet. Es ist wichtig, bewusst an die Dinge heranzugehen. Das erfordert ein wenig Disziplin und Ehrlichkeit zu sich selbst. Sagen Sie Ja zu Ihrem Leben, dann fällt es Ihnen leichter, damit zurechtzukommen. Das bedeutet auch, dass die Männer ihre Seele nicht außen vor lassen dürfen. Die jüngeren Männer sind eher in der Lage, frei ihre Gefühle zu äußern. Den älteren Männern war es nie erlaubt, Gefühle zu zeigen. Diese Unterdrückung von Emotionen hat seelische Schäden angerichtet, die den betreffenden Menschen ein Leben lang nicht mehr verlassen werden, es sei denn, man entschließt sich zu einer Therapie.

Ein erfreuliches Beispiel geben oftmals Männer ab, die in einer gleichgeschlechtlichen Partnerschaft leben. Sie sind nicht selten eher bereit, über Gefühle zu sprechen.

Wenn Sie als Mann dieses Buch lesen, gehören Sie bereits zu denen, die Schritte unternehmen, um sich besser kennen zu lernen, und die sich für die Ganzheit des Lebens interessieren. Dazu möchte ich Sie beglückwünschen, denn das Schwerste haben Sie vollbracht, indem Sie zulassen, sich mit Ihrer Seele zu beschäftigen.

Ja sagen zum Leben heißt auch, sich den schönen Dingen des Lebens zu öffnen. Die Generation meines Vaters beispielsweise gestattete sich nur sehr selten echte Lebensfreude. In den Todesanzeigen liest man dann häufig den Satz: »Sein Leben war pflichterfüllt.« Na toll! Deshalb möchte ich Ihnen in diesem Buch nicht nur die Pflicht anbieten, die aus der Beschreibung der eventuell auftretenden Beschwerden von Körper und Seele besteht, sondern ich möchte Sie auch mit der Kür bekannt machen, die aus den unterschiedlichsten Arten der sinnlichen Genüsse besteht. Wellness ist das Modewort dafür, obwohl es diese Praktiken schon seit ewigen Zeiten gibt, besonders im Orient. Von dort sind sie so erfolgreich zu uns herübergeschwappt. Lassen Sie sich auf alle Themen bewusst ein, denn sie gehören zum Leben, zu Ihrem Leben!

Alter früher – Alter heute

Zur Zeit unserer Eltern und Großeltern war die Lebenserwartung viel geringer als heute. Gute medizinische Versorgung war rar und teuer. Für die meisten Menschen wäre es sowieso unerschwinglich gewesen, sich von ihrem geringen Lohn teure Medizin zu kaufen. Die Ernährung war oft einseitig. Über Bioaktivstoffe, die unser Körper so dringend für einen reibungslosen Ablauf benötigt, wusste man damals nichts. Es war die Zeit der Großfamilie, in der alle ihren Platz hatten. Sowohl die Alten wie auch die Kinder mussten durch ihnen angemessene Aufgaben zur Existenzsicherung der Familie beitragen. Dafür wurden die Alten von den Kindern bis zu ihrem Tode betreut. Man starb in der Regel im Kreise der Familie und allen Angehörigen war der Tod nicht fremd.

Heute will kaum jemand mehr die Geschichten seiner Großeltern hören. Ratschläge holt man sich aus dem Internet oder aus Fernsehsendungen. Die meisten Frauen sind heute berufstätig und damit autark. Die Kinder haben ihre eigenen Termine. Familien sind daher inzwischen vollkommen anders strukturiert und haben an Bedeutung verloren. Der Mann ist nicht mehr automatisch das Oberhaupt, was den meisten Männern der älteren Generation Probleme bereitet. Die eigene Wichtigkeit ist in Frage gestellt und manche Männer leiden unter einer gewissen Orientierungslosigkeit.

Allerdings gewinnen die Männer auch mehr Freiheit, weil nicht mehr die alleinige Verantwortung auf ihren Schultern lastet. Diese Freiheit könnten sie für ihre eigene Bewusstwerdung nutzen, doch leider ist es immer noch so, dass sie ihre ganze Anstrengung darauf verwenden, an die Spitze zu gelangen und dort zu bleiben. Noch immer steht die Karriere im Vordergrund. Fürs Älterwerden ist da kein Platz.

Irgendwann kommt aber unweigerlich der Zeitpunkt, an dem ein Jüngerer kommt und den Älteren vom Thron stürzt. Für viele Menschen bedeutet das zugleich einen seelischen Absturz. Nur wer sich rechtzeitig mit dem Lauf des Lebens auseinander gesetzt hat, bleibt davon weitgehend verschont.

Neulich stand ich an einer Ampel und hörte gezwungenermaßen eine Unterhaltung zweier Männer mit, die hinter mir standen. Es war ein heißer Sommertag und das Wochenende stand vor der Tür. Viele freuten sich auf einen genussvollen Grillabend auf der Terrasse oder im Garten.

»Ich weiß gar nicht, was mit mir los ist, ich bin so lustlos und melancholisch. Die anderen sitzen beim Grillen und erzählen Witze und mir geht das alles auf die Nerven. Irgendwie bin ich depressiv«, sagte der eine. Verwundert, solche Worte aus einem Männermund zu hören, drehte ich mich um. Die beiden Männer waren etwa Mitte fünfzig und ich dachte sofort: »Junge, du bist in den Wechseljahren. Zeit zum Umdenken!«

Alter der Zukunft

Die Leserinnen und Leser unter Ihnen, die sich zurzeit um die vierzig befinden, werden Ihr späteres Alter höchstwahrscheinlich vollkommen anders erleben als die Alten heute.

Sie werden die Mehrheit bilden in der Bevölkerung und den alten Menschen muss ein ganz neuer Stellenwert beigemessen werden, als es zurzeit stattfindet.

Hundertjährige werden keine Seltenheit mehr sein. Die Alten der Zukunft werden fitter sein und andere Bedürfnisse haben als die Alten davor. Der Wandel hat bereits begonnen. Meine Eltern und Großeltern hatten in dem Alter, in dem ich mich jetzt befinde, ganz andere Lebensgewohnheiten und Einstellungen, als ich sie habe. Altern beginnt bereits im Kopf und nicht erst mit den Wechseljahren.

Die Chancen für eine positive Entwicklung sind gegeben, auch wenn sich im Sozialsystem einiges ändern wird, aber genau darin liegt auch ein Neubeginn. Wir sollten nicht erst abwarten, bis wir in die Jahre kommen, sondern uns jetzt bewusst machen, dass es an uns liegt, wie wir im späteren Alter leben. Die Diskriminierung der Alten muss endlich einem sinnvollen Miteinander Platz machen.

Ältere Menschen müssen wieder ein eigenes Selbstbewusstsein entwickeln. Wohlgemerkt, dabei geht es um Bewusstheit, nicht um Egoismus. Vielleicht darf dann jeder wieder so aussehen, wie die Natur ihn geschaffen hat, denn dass wäre ja die Norm.

Die Bedeutung der Wechseljahre aus psychologischer Sicht

Ein Wechsel bedeutet immer eine Richtungsänderung des Lebens. Nicht nur unsere Körperfunktionen sind darauf programmiert, sondern auch unsere Seele meldet Bedürfnisse an. Wenn wir davon ausgehen, dass jeder einzelne Mensch sein ganz persönliches Schicksal zu tragen hat, geht es hier in erster Linie um die Seele. Hier werden alle Erfahrungen unseres Lebens gespeichert, selbst wenn wir uns nicht immer an alle Erlebnisse erinnern können.

Leben bedeutet Veränderung. »Panta rhei«, sagte Heraklit, »alles fließt.« Wenn wir uns von diesem Fluss tragen lassen, geht es uns auch gut. In der ersten Lebenshälfte mag uns das noch ganz gut gelingen, aber in der zweiten Lebenshälfte wollen wir plötzlich nicht mehr mitziehen.

Das Rad des Lebens dreht sich weiter, ob es uns gefällt oder nicht. Es ist wie mit dem Jahreslauf. Im Frühling werden Kräfte frei, die das Wachstum fördern, genau wie in der Kindheit. Im Sommer, wenn die Sonne am höchsten steht, empfinden die meisten Menschen ihre Lebensfreude besonders intensiv. Diese Zeit wäre vergleichbar mit den Jahren, in denen wir Zukunftspläne schmieden. Der Herbst ruft bei vielen Menschen melancholische Gedanken hervor, obwohl die Natur reiche Früchte zur Ernte bereithält und die schönsten Farben erstrahlen lässt. Aber die Tage werden kürzer und man spürt unweigerlich den nahenden Winter. Die Zeit für eine Wende ist gekommen. Das ist die Zeitqualität der zweiten Lebenshälfte.

Veränderungen bringen Ängste und Ungewissheit mit sich und deshalb möchten viele Menschen lieber, dass alles so bleibt, wie es ist. Das 50. Lebensjahr ist auch deshalb so schwer zu überschreiten, weil man definitiv weiß, dass der längste Zeitraum des eigenen Lebens gelebt ist. Instinktiv weiß man, dass es Zeit wäre, eine Zwischenbilanz zu ziehen und eine neue Richtung einzuschlagen.

Vor diesem Rückblick schrecken viele Menschen zurück, weil sie vielleicht entsetzt feststellen müssen, dass sie sehr viel wertvolle Lebenszeit sinnlos vergeudet haben. Die Uhr des Lebens lässt sich aber nicht zurückdrehen. Dies bringt Wehmut in unsere Gedanken, weil wir viele Dinge nicht verwirklicht haben. Bei vielen alten Menschen ist zu beobachten, dass Frustration und Enttäuschung über ihr Leben vorherrschen. Ihre vielen Erwartungen und Wünsche sind auf der Strecke geblieben.

Bis zur Lebensmitte sind wir damit beschäftigt, etwas aufzubauen. Etwa ab dem 60. Lebensjahr geht es eher darum, Ballast abzuwerfen. Gerade das fällt vor allem sehr materialistisch eingestellten Menschen schwer. Wie wir alle wissen, hat das letzte Hemd keine Taschen, und wir können nichts mit ins Jenseits nehmen. Wir sollten erkennen, dass außer Materiellem noch etwas anderes für unser Leben von Bedeutung ist.

Eigentlich lautet das Motto der zweiten Lebenshälfte »Ent-wicklung«. Bis zur Lebensmitte haben wir uns in alles Mögliche »verwickelt«: Beziehungen, Beruf und Besitz. Jetzt gilt es, sich aus diesen Verwicklungen wieder zu befreien, sich zu ent-wickeln, um auf eine andere Ebene zu gelangen. Das hat sehr viel mit Loslassen zu tun.

Männern fällt dieser Prozess besonders schwer, weil damit auch ein Teil ihrer Macht verloren geht. Macht ist, archetypisch gesehen, männlich. So setzen viele einen Machtverlust mit dem Verlust an Männlichkeit gleich. Wer mächtig ist, ist nicht so verletzbar wie jemand, der machtlos oder ohnmächtig (ohne Macht) ist!

In der zweiten Lebenshälfte geht es um die Ernte der »Früchte unseres Lebens«. Wobei jeder nur das ernten kann, was er gesät hat. Das gilt nicht nur im materiellen Bereich. Wer sich ein reiches Innenleben aufgebaut hat, wird im Alter auch nicht in ein seelisches Loch fallen, denn die geistige Kraft ist später die Kraft, die uns stärkt.

Heute neigen Menschen in der zweiten Lebenshälfte dazu, ihre äußere Welt völlig umzukrempeln. Männer verlassen plötzlich ihre langjährige Partnerin und schmücken sich mit einer Frau, die auf den ersten Blick ihre Tochter sein könnte. Männer behaupten, dass sie sich durch die junge Frau auch jünger fühlen. Ich nenne das das »Vampirprinzip«. Wer schlapp ist, braucht frische Energie, um sich aufzuladen.

Sie selbst geben der jungen Frau etwas von der Energie, die jener fehlt: materielle Sicherheit! Ohne diesen Energieaustausch wäre die junge Frau bald ausgelaugt und würde den älteren Mann spätestens dann verlassen. Deshalb finden Sie niemals einen alten, dickbäuchigen, arbeitslosen Mann mit einer jüngeren Frau. Er kann nichts geben, was diese Frauen als Gegenleistung (unbewusst) erwarten.

Menschen, die ihre Außenwelt ständig umstellen und verändern, erzeugen den Eindruck der Flexibilität, obwohl sie damit lediglich verhindern, sich selbst ändern zu müssen.

Auf die Frage, warum Männer sich einer jüngeren Frau zuwenden, kommt oft als Antwort, die ehemalige Partnerin hätte sie einfach nicht mehr verstanden.

Die Wahrheit ist wohl eher, dass die Männer mit ihren Frauen nicht über ihre wahren Gefühle sprechen. Das hat zur Folge, dass sich im Laufe der Partnerschaft so viele unausgesprochene Empfindungen angesammelt haben, dass beide frustriert sind. Der Mann bricht aus, die Frau zieht sich zurück, ist die Gekränkte, reagiert vielleicht falsch oder ungerechtfertigt.

TIPP für Frauen

Lassen Sie Ihrem Partner das Vergnügen, hübschen jungen Frauen nachzuschauen, es ist meistens harmloser, als Sie glauben. Oft geht es dabei überhaupt nicht um die Schönheit. Männer möchten bewundert werden. Männer genießen es, wenn Frauen zu ihnen aufschauen, wenn es heute auch nur noch symbolisch geschieht. Junge Frauen vermitteln den Männern der älteren Generation das Gefühl, wichtig zu sein. Die meisten Männer reagieren darauf sehr dankbar und revanchieren sich dafür mit einem großzügigen Hezen.

Übrigens, ich befinde mich selbst in der zweiten Lebenshälfte und ertappe mich oft dabei, dass ich gut aussehenden, jungen Männern nachschaue, ohne jegliche Absichten. Es ist einfach ein Genuss für die Augen.

Von der Midlifecrisis zur Altersdepression – Ein kurzer Schritt

Die Zahl der Patienten in therapeutischen Praxen, die in der Lebensmitte an Depressionen leiden, steigt beständig an. Es heißt, das Risiko für nach 1955 Geborene, in der zweiten Lebenshälfte an einer Depression zu erkranken, sei dreimal so hoch, als es noch für deren Großeltern war.

Depression heißt Unterdrückung und bezieht sich auf die Lebensenergien. Wer etwas lange unterdrückt, wird schließlich davon be- oder gar erdrückt. Was lange verdrängt wird, bedrängt uns irgendwann. Depression und Aggression sind eng miteinander verknüpft, dass heißt, dass die Energie, die nach außen gehört, sich im Inneren festfrisst. Dort richtet sie sich aggressiv gegen die eigene Person.

Wichtig wäre, diese Energie in konstruktive Kräfte umzuwandeln und für das Leben verfügbar zu machen. In der Lebensmitte hieße das, sie für die bewusste Umkehr und den bevorstehenden Rückweg zu nutzen.

In seinem Buch »Und plötzlich bist du fünfzig« beschreibt J. Michael Baerwald die Gespräche, die er mit Männern um die fünfzig geführt hat. In allen Berichten taucht immer wieder eine Bruchsituation auf, die diese Männer in ihrer Lebensmitte hatten. Vielen gelang die Umkehr durch die Bewusstwerdung des Problems. Sie fragten in ihrer Situation auch nach dem Sinn. Dabei stellten sie fest, dass ihnen der Ruhm als Künstler etwa oder ein gut gefülltes Bankkonto nicht über die Problematik des Älterwerdens hinweggeholfen hatte. Die meisten empfanden eine Richtungslosigkeit und einige wurden sogar zu Totalaussteigern.

Da mit zunehmendem Alter die Körperkraft auch nicht mehr so wichtig ist, sollte eine Rückbildung in diesem Bereich Ihnen nicht allzu viele Sorgen bereiten. Das heißt nicht, dass Sie auf Ihren Körper nicht mehr achten sollten. Natürlich sind Bewegung und gesunde Ernährung weiterhin sehr wichtig, um eine angenehme zweite Lebenshälfte genießen zu können. Es geht nur darum, das Körperliche nicht mehr überzubewerten, wie es ja leider meist geschieht.

Wer die zweite Lebenshälfte nicht auch dazu nutzt, geistige Reife zu erlangen, der bringt sich selbst um einen wichtigen Teil seiner Weiterentwicklung und der Vollendung seines Lebens.

Es bieten sich inzwischen vielfältige Möglichkeiten, um an den inneren Kern seines Selbst zu gelangen. Sie sollten immer den Weg wählen, den Sie für sich als passend empfinden.

Um sich erst einmal selbst kennen zu lernen, ist die Methode »Innere Erfahrungen«, wie sie zum Beispiel Dr. Klaus Lange anbietet, sehr hilfreich.

Ebenso kann eine therapeutische Bearbeitung des eigenen Horoskops sehr sinnvoll sein. Es ist allerdings wichtig, dass Sie einen Astrologen befragen, der im seelischen Bereich arbeitet und Ihnen keine Banalitäten erzählt. Auch Therapiesitzungen können Unbewusstes ans Licht bringen und zu einer Lösung (Erlösung) führen (siehe Kapitel »Therapiemöglichkeiten«).

Wie alle Krankheitsbilder hat die Depression neben den Schattenseiten auch eine helle Perspektive. Depression zwingt den Betroffenen zur Einsamkeit, Zeit für sich zu haben, sein Leben neu zu überdenken. Wer allein nicht damit zurechtkommt, sollte nicht zögern, Hilfe zu suchen. Das ist nicht unmännlich, sondern menschlich! Manchmal ist durchaus eine medikamentöse Maßnahme empfehlenswert, der aber immer eine therapeutische Arbeit folgen sollte.

Bei all denen, deren Gemütsverfassung eher einer depressiven Verstimmung zuzuordnen ist, bietet sich dieser Zustand an, Gefühle wie Traurigkeit und Ängste zuzulassen.

Da unsere Lebenserwartung ständig steigt, fühlen wir uns meist mit fünfzig noch relativ fit und möchten keinesfalls zum »alten Eisen« gezählt werden. Dennoch haben wir unsere Lebensmitte bereits überschritten und sollten unser Denken neu ausrichten. In und nach den Wechseljahren geht es vorwiegend um geistiges Wachstum, denn körperlich schrumpfen wir ja bekanntlich.

Männerängste

Den furchtlosen Mann kennen wir aus alten Sagen und Märchen. Dieses Bild hat sich über lange Zeit in den Köpfen der Menschen festgesetzt und ist zum Leitmotiv für die Erziehung von Milliarden Jungen geworden, oft mit verheerenden Folgen.

Glücklicherweise haben sich die Zeiten geändert und auch Sie dürfen Gefühle zeigen. Älteren Männern fällt dies häufig immer noch schwer. In reinen Männerrunden wird das Thema »Angst« noch heute vermieden. Dabei haben es Männer noch nie so schwer gehabt, ihren »Mann zu stehen«, wie in der heutigen Zeit. Das trifft auf fast alle Bereiche des täglichen Lebens zu.

Forschungen haben ergeben, dass Männer allen voran von Sexualängsten geplagt sind, dicht gefolgt von Existenzängsten, die sich immer mehr an die Spitze drängen. Als Drittes folgen Ängste vor Alter, Krankheit und Tod.

Eine natürliche Angst ist normal und wichtig, zeigt sie doch immer an, dass etwas nicht in Ordnung ist. Es ist ratsam, sie bewusst wahrzunehmen und sich mit ihr auseinander zu setzen. Nicht selten stellt sie sich dann als unbegründet oder übertrieben heraus. Werden Ängste hingegen per se verdrängt, wachsen sie ins Unendliche und machen krank. Dann ist Hilfe nötig. Wichtig ist, dass man selbst der Angst aktiv begegnet!

Sexualängste

Im Sexualbereich dominieren Versagensängste. Das heißt, die Angst vor Impotenz und die Angst, die Partnerin nicht befriedigen zu können, sind am größten.

Danach folgt die Angst vor einem zu kleinen Penis. Da sich durch die so genannte sexuelle Revolution sehr viel in Beziehungen verändert hat und heute auch die Frau ganz anders als früher ihre sexuellen Bedürfnisse zu formulieren versteht, ist Sex für viele Männer mit einem enormen Leistungsdruck besetzt. Gerade ältere Männer fühlen sich dadurch oft überfordert. In einer partnerschaftlichen Beziehung sollten die beiden Beteiligten darüber sprechen. Sie werden beide feststellen, dass die Erwartungen an Sie ganz anderer Art sind, als Sie glauben. Frauen legen meistens viel mehr wert auf Zärtlichkeit als auf Potenz.

Was die Größe des Penis betrifft, sei gesagt, dass erfüllter Sex nichts mit der Größe zu tun hat. Da der Phallus aber schon immer als Symbol der Macht betrachtet wurde, haben einige Männer das Gefühl, weniger Macht zu besitzen, wenn sie »nur« über einen kleinen Penis verfügen.

Viele Frauen stehen inzwischen mit beiden Beinen fest im Leben und brauchen keinen männlichen Beschützer mehr. Damit hat sich die männliche Beschützerfunktion reduziert und auch diese Tatsache empfinden viele Männer als Machtverlust.

Den betreffenden Frauen sei empfohlen, das Verständnis, das sie ganz selbstverständlich von ihren Männern erwarten, ihrerseits auch dem Mann entgegenzubringen. Hier ist auf beiden Seiten noch sehr viel Arbeit für ein Gleichgewicht zwischen den Partnern nötig.

Existenzängste

Existenzängste sind nicht nur ein Problem älterer Männer, dennoch sind gerade sie besonders dann betroffen, wenn es um die »Verschlankung« des Betriebes geht, wie es heute so unpersönlich elegant formuliert wird. Ältere Arbeitnehmer seien zu teuer und häufiger krank als ihre jungen Kollegen, heißt es gern. Diese Behauptung ist inzwischen kaum mehr aufrechtzuerhalten. Der Leistungsdruck macht auch viele jüngere Arbeitnehmer krank.

Die meisten Männer gehen jedoch trotz Unwohlsein zur Arbeit, aus Furcht, den Job zu verlieren, und weil Kranksein als unmännlich gilt. Gerade Männer definieren sich fast ausschließlich über ihre Arbeit und sind oft chronische Workaholics. Besonders die Herren in Führungspositionen neigen dadurch frühzeitig zu Verschleißerscheinungen und leiden an dem immer häufiger auftretenden Burnout-Syndrom! Die Angst, im Beruf zu versagen, ist verbunden mit der Angst vor dem Verlust des Arbeitsplatzes, dadurch sinkt das Ansehen in der Gesellschaft und der finanzielle Abstieg führt nicht selten in die Schuldenfalle.

Wer keine Arbeit hat, ist auf Hilfe von außen angewiesen und somit schwach. Es ist ratsam, sich rechtzeitig mit Alternativen zu beschäftigen, damit das Rentnerdasein, das auf jeden zukommt, nicht zur Last wird, sondern zur Lust.

Angst vor Alter, Krankheit und Tod

Ängste regen sich besonders dann, wenn etwas unbekannt ist. Die Angst vor dem Alter ist verbunden mit der Angst vor Gebrechlichkeit, die das Alter häufig mit sich bringt, und somit der Angst vor der Hilflosigkeit, die daraus erwächst.

Der Gedanke, aus der Hilflosigkeit im späteren Alter nicht mehr herauszukommen, löst bei vielen Menschen regelrecht Panikgefühle aus. Denn dann steigt auch die Ahnung, dem Tod ziemlich nahe zu sein. Gerade Männer fürchten sich davor, von anderen abhängig sein zu müssen. Frauen sind eher in der Lage, sich mit diesen Situationen auseinander zu setzen. Männer pflegen dagegen lieber die lange eingeübte Verdrängungstaktik.

Die Angst vor Krankheit und vor allem vor dem Tod resultiert aus unserer modernen, westlichen Gesellschaftsstruktur, die Krankheit und Tod ausgrenzt. Gestorben wird nicht mehr im Kreise der Familie, sondern in anonymen Krankenhäusern. So haben wir keine Chance auf eine natürliche Begegnung mit dem Tod.

Gedanken an den Tod

Unser Leben hat nur dann einen verständlichen Sinn, wenn wir es im großen Zusammenhang betrachten. Das bedeutet, dass wir den Tod nicht ausschließen dürfen.

Der Tod ist immer subjektiv. Jeder von uns wird ihn anders erleben. Da wir nichts über das »Danach« wissen, ist der Tod nicht kalkulierbar. Das ruft die Religion auf den Plan und diverse Heilsverkünder nutzen die Angst der Menschen, um ihnen im wahrsten Sinne des Wortes die Hölle heiß zu machen.

Der »Glaube« an etwas mag vielen Menschen eine Stütze sein, aber Gewissheit verschafft man sich nur durch eigene Erfahrungen. Religion heißt wörtlich Rückbindung und bedeutet, sich an die seelische und geistige Urkraft zu erinnern, die zu uns Menschen eigentlich gehört. Wer diese Kraft nicht völlig verloren hat, dem fällt es leichter, den Tod zu verstehen.

In anderen Kulturen ist der bewusste Umgang mit dem Tod ganz selbstverständlich. Dort gibt man dem Tod die Würde, die er verdient. Bei uns fehlen oft sowohl die Würde als auch die Rituale, die dazu dienen, sich mit dem Tod zu beschäftigen und ihn anzuerkennen.

Warum wird bei uns so getan, als sei der Tod eine ansteckende Krankheit? Man belässt die Toten nur sehr kurz bei den Angehörigen. Es muss doch möglich sein, sich in Ruhe von dem Verstorbenen zu verabschieden.

In der zweiten Lebenshälfte begegnet uns der Tod häufiger als zuvor. Gehen Sie bewusst damit um. Lassen Sie Trauer und Schmerz zu, aber halten Sie sie nicht fest.

Freunden Sie sich rechtzeitig mit dem Tod an, lernen Sie ihn durch innere Erfahrungen kennen. Was man kennt, macht einem nicht mehr so viel Angst. Die Angst vor dem Tod ist in unserer westlichen Welt auch deshalb so groß, weil wir meistens dabei allein gelassen werden. Es ist ein riesiger Verdienst von Elisabeth Kübler-Ross, dass das Thema »Sterbebegleitung« den Menschen überhaupt eröffnet worden ist.

Wichtig ist, immer bewusst zu leben, damit wir genauso bewusst sterben können. Wenn wir uns mit dem Sinn des Lebens auseinander setzen, verstehen wir auch das Sterben etwas besser.

Persönliche Erfahrungen

Ich selbst hatte auf Grund einer schweren Krankheit zwei Nahtoderlebnisse. Meine Erfahrungen decken sich mit denen, die viele Menschen in ähnlicher Situation erlebt haben.

Die unerträglichen Schmerzen, die ich über einen langen Zeitraum ertragen musste, verschwanden ganz plötzlich. Ich hörte unendlich schöne Musik, sah zauberhafte Farben, und ich sah das strahlende Licht am Ende eines Tunnels. Besonders beeindruckt war ich von der friedvollen Atmosphäre, die mich umgab. Diesen Moment werde ich nie mehr vergessen.

Einige Wissenschaftler behaupten, dass es sich dabei lediglich um eine Sinnestäuschung handele. Ihrer Meinung nach sendet der Körper Botenstoffe zum Gehirn, um den eigentlich unerträglichen Zustand erträglich zu machen. Die Ausschüttung von Endorphinen würde in diesem Moment die Wahrnehmung im wahrsten Sinne des Wortes vernebeln. Dadurch kämen Bilder wie die beschriebenen zu Stande. Selbst wenn diese Vermutung richtig sein sollte, ändert das ja nichts an der Erfahrung, die unsere Seele dabei macht.

Mein Leben hat sich seit diesen Erfahrungen jedenfalls stark verändert. Die Prioritäten haben sich verschoben. Materielle Dinge sind mir nicht mehr so wichtig. Vor allem lebe ich bewusster und kann besser loslassen. Sterben heißt auch loslassen, was viele als

Verlust deuten, dabei kommen wir nur in einen anderen Seinszustand.

Für mich ist Sterben das Lösen vom Ego. Wir sind alle ein Teil der Schöpfung. Die Menschen müssen begreifen, dass sie nicht wichtiger sind als der Rest dieser Schöpfung und also auch vergänglich. Ich möchte Sie wirklich ermutigen, sich vor dem physischen Tod nicht zu ängstigen. Wer mit seinem Leben im Reinen ist, kann sich getrost auf einen neuen Weg begeben. Ich freue mich sehr auf die Erfahrungen, die meine Seele dann machen wird. Ich bin davon überzeugt, dass das Jenseits kein Ort ist, sondern ein Bewusstseinszustand. Dort, wo wir uns mit unserem Bewusstsein zum Zeitpunkt unseres Todes befinden, werden wir im unsichtbaren Raum auch bleiben.

Wenn wir davon ausgehen, dass wir alle bestimmte Lebensaufgaben zu erfüllen haben, sollten wir uns darüber klar werden, dass diese jederzeit beendet sein können, also nicht jeder Mensch zwangsläufig das »übliche« Alter erreichen muss. Manche haben deshalb ihre Aufgabe mit 30 oder 40 Jahren erfüllt, andere brauchen bis zum neunzigsten Lebensjahr.

Welche Tipps gibt es für die Frau?

In diesem Buch finden Sie nicht das gewohnte 10-Punkte-Programm, das Sie nur befolgen müssen, und dann wird schon alles klappen. Ich möchte Ihnen informatives Wissen weitergeben, ohne Ihnen die Freiheit der Selbsterfahrung zu nehmen. Schließlich ist Ihr Partner ein individuelles Wesen, mit dem Sie Ihre ureigenen Erfahrungen haben.

Bei diesem Thema geht es um Bewusstheit und jeder befindet sich auf seiner persönlichen Ebene. Um Ihnen dennoch einige Hilfestellungen anzubieten, möchte ich ein paar Anhaltspunkte aufführen.

Seelische Kräfte sind archetypisch gesehen weiblich und nur die weiblichen Kräfte sind dazu in der Lage, das seelische Potenzial einer Partnerschaft zu aktivieren. In den meisten Fällen ist es die Frau, die diese Rolle übernommen hat, selten mal der Mann. Deshalb möchte ich den Leserinnen raten, sich auf diese spezielle Fähigkeit zu besinnen und sie anzuwenden.

Dem Partner zu helfen oder ihn zu verstehen heißt, ihn seine Entwicklungsschritte so gehen zu lassen, wie es für ihn angemessen ist. Das Gleiche gilt natürlich auch umgekehrt. Nur Ihr Partner weiß, wie sich männliche Wechseljahre anfühlen, genauso wie nur Sie wissen, wie Frauen sich in den Wechseljahren fühlen.

Bei körperlichen Beschwerden können Sie ihm zwar einige Ratschläge und eigene Erfahrungen weitergeben, aber letztlich muss er mit seinen »Beschwerden« selbst umgehen lernen. Um sich dabei thematisch auszukennen, habe ich den medizinischen Teil des Buches sehr gründlich recherchiert.

Spätestens in der zweiten Lebenshälfte offenbaren sich die empfundenen Defizite. Um nicht ins Leere zu laufen, sollten Sie gemeinsam überlegen, wie Sie am realen Erkennen von sich und dem Partner arbeiten können, um die zweite Lebenshälfte als etwas Besonderes und als Bereicherung erleben zu können.

Sie können sich fragen, was die Wechseljahre Ihres Partners mit Ihnen zu tun haben. Beispielsweise können Sie mit ihm jetzt völlig neue Erfahrungen machen. Sie lernen Seiten Ihres Partners kennen, die Ihnen bislang verborgen blieben und durch die Sie an Ihre eigenen verborgenen Seiten gelangen.

Andere wiederum werden wissen wollen, was denn der ganze »Psychokram« mit einer Hormonumstellung zu tun hat. Die Antwort lautet: sehr viel! Kaum etwas in unserem Organismus ist durch seelische Probleme so störanfällig wie unser Hormonsystem.

Partnerschaft aus ganzheitlicher Sicht?

Nur wenige sind sich darüber im Klaren, dass Partnerschaft Seelenarbeit bedeutet. Mein Partner hat den Schicksalsauftrag, mir meine ausgegrenzten, fremden Anteile zu spiegeln. Das ist nicht immer angenehm, denn ich habe diese Anteile ja deshalb ausgegrenzt, weil ich sie nicht mag. Beziehungen be-ziehen sich auf Bindungen und Verstrickungen unseres Lebens, die uns durch die Partnerschaft bewusst gemacht werden sollen und dadurch wieder verfügbar sind. Das heißt, ich kann zu vorher ausgegrenzten Seelenanteilen wieder eine Beziehung aufnehmen. Das geschieht, indem ich Energien von mir in die Partnerschaft hineingebe.

Dr. Peter Orban schreibt in seinem Buch »Drehbuch Partnerschaft« Folgendes: »Partnerschaft heißt immer, ich begegne meinem Heilmittel.« Leider weisen wir dieses uns vom Leben angebotene Heilmittel oft ab und ziehen uns schmollend zurück, weil der vermeintliche Traumpartner sich, subjektiv empfunden, zum Alptraumpartner gewandelt hat.

Wenn wir begreifen können, dass die zweite Lebenshälfte auch eine Chance der Neuentwicklung unserer Partnerschaft bietet, sollten wir den Versuch starten, daran zu arbeiten. Im Umkreis meiner Familie und Bekannten beobachte ich, dass die Partner oft sehr verletzend miteinander umgehen. Die eigenen Bedürfnisse sind vorrangig geworden, der Partner bleibt dabei auf der Strecke. Das geschieht häufig einseitig, kann aber auch abwechselnd erfolgen. Je nachdem, wer das größere Ego hat.

Man muss sich immer wieder vor Augen führen, dass kein Recht auf den Partner besteht. Das bedeutet auch, dass es keine Schuldzuweisungen geben darf.

Selbst Menschen, die sich nicht häufig mit seelischen Themen auseinander setzen, erkennen an, dass eine intakte Partnerschaft stetiges Arbeiten daran bedeutet. Wer vielleicht hier zum ersten Mal so kompakt mit seelischen Themen konfrontiert wird, wird sich fragen: Darf ich denn nicht einfach nur Spaß haben, statt mich ständig mit dieser ernsten Thematik beschäftigen zu müssen? Ja, natürlich dürfen Sie Spaß haben! Aber genauso, wie Leben und Tod zusammengehören, ist es auch mit der Unbeschwertheit und der Ernsthaftigkeit, sie bedingen einander. Solange wir in der Polarität leben, wird es immer eine helle und eine dunkle Seite, immer Tag und Nacht, immer Jung und Alt, und immer eine männliche und eine weibliche Seite geben. Die Liste ließe sich noch unendlich fortsetzen. Die Aufgabe ist nicht etwa die, eine der Seiten verschwinden zu lassen. In esoterischen Kreisen glauben viele, sie bräuchten und könnten ihre dunkle Seite einfach wegatmen, um dann automatisch in Harmonie zu kommen. Irgendwann stellen sie enttäuscht fest, dass dieser Selbstbetrug sie nicht im Entferntesten dahin gebracht hat, wo sie eigentlich sein wollten. Denken Sie an Yin und Yang, die zu gleichen Anteilen einen Kreis und somit Harmonie und Einheit bilden. Um zum Thema der Partnerschaft zurückzukommen: Um partnerschaftliche Harmonie zu erreichen, muss jeder Partner so bleiben dürfen, wie er ist. Das bedeutet allerdings nicht, dass man an seinen Schwachpunkten nicht zu arbeiten hat. Aber die Annahme, mein Partner müsste sich einige Eigenschaften abgewöhnen, nur weil ich sie nicht ertrage, und dann wäre die Partnerschaft viel harmonischer, ist ein Irrtum. Dieser Punkt ist oft der Beginn des Partnerschaftskonfliktes (beispielsweise die offene Zahnpastatube).

In der zweiten Lebenshälfte sind manchmal die Fronten völlig verhärtet und man fragt sich als Außenstehender, warum das Paar eigentlich noch zusammen ist. Falls Sie auch in diesem Dilemma stecken, unternehmen Sie etwas. Es gibt heute so viele Hilfestellungen durch Therapien wie nie zuvor.

Miteinander statt Nebeneinander

Wenn man sich bei Paaren umsieht, die schon sehr lange zusammenleben, stellt man oft fest, dass sie kein Paar im eigentlichen Sinne mehr sind. Sex findet nur noch sehr selten statt und reduziert sich meistens auf die schnelle Nummer. Man spürt förmlich die gefühlsmäßige Distanz, die zwischen den Partnern besteht.

Bei der älteren Generation über siebzig ist zu beobachten, dass sie sich mit »Mutti« und »Vati« ansprechen. »Vati« wurde irgendwann auf die Rolle des Ernährers reduziert und »Mutti« ist die gute Seele des Hauses, die sexuell uninteressant geworden ist. Deshalb können sich Kinder ihre Eltern nicht beim Sex vorstellen. Hier gilt es, an der Partnerschaft zu arbeiten. Sie müssen sich wieder als Mann und Frau fühlen. Erst dann kann sich eine Anziehung überhaupt wieder einstellen. Die Partnerschaft muss wieder mit Inhalten (Energien) gefüllt werden. Die alten Muster sind schon längst verbraucht.

Ein Problem ist gar nicht so selten zu finden. Es geht darum, dass Paare, obwohl sie vielleicht seit zwanzig Jahren verheiratet sind, innerlich einfach nicht zusammenfinden. Das kann verschiedene Ursachen haben, die nicht so leicht zu benennen sind und daher einer therapeutischen Arbeit bedürfen. Erst wenn die Ursache deutlich wird, kann man sie beheben.

Gerade bei Frauen findet sich häufig das Phänomen, dass sie seelisch an einen vermeintlichen »Scheinpartner« gebunden sind. Sie sind nur körperlich für ihren Mann anwesend, nicht aber seelisch, denn diese Energien sind bereits vergeben. Sei es, dass es sich um eine vergangene, vielleicht unerfüllte Liebe handelt, die im Inneren nicht beendet worden ist, sei es, dass man stellvertretend die seelische Rolle einer Person aus der Familiensippe einnimmt.

Damit wird der realen Partnerschaft Energie entzogen und dies erzeugt ein Ungleichgewicht in der Beziehung. Um diese unbewussten Themen ins Bewusstsein zu bringen, bedarf es der therapeutischen Arbeit. Hier kann eine Familienaufstellung oder Horoskopanalyse Licht ins Dunkel bringen.

Therapiemöglichkeiten

Es gibt heute eine Vielzahl von Möglichkeiten, »Seelenarbeit« zu leisten. Sie sollten sich immer die Therapie auswählen, bei der Sie das Gefühl haben, sie stimmt für Sie und Ihre Problematik. Leider ist es nicht immer leicht, geeignete Therapeuten zu finden. Es gibt einmal die Möglichkeit, dass Sie mit Ihrem Hausarzt beraten, welche Therapie für Ihr Problem geeignet scheint. Er kann vielleicht einen Therapeuten empfehlen. Die Ärzte, die die Freud'sche Methode anwenden, bieten meistens Charakteranalysen an. Das ist eine oft langwierige Angelegenheit und ich kenne viele, die die Therapie abbrechen. Andere Psychologen gehen nach Methoden von Carl Gustav Jung, Alfred Adler oder Erich Fromm vor, um nur einige zu nennen. Es gibt Gesprächstherapien, Verhaltenstherapien, Gestalttherapien und viele mehr. Nicht jede beliebige Therapie ist für jedes Problem gleichermaßen geeignet. Jedenfalls werden diese Therapien normalerweise von den gesetzlichen Krankenkassen bezahlt. Anders sieht es dagegen mit alternativen Therapien aus. Diese müssen aus eigener Tasche bezahlt werden, sind aber häufig viel effektiver und dauern nicht so lange. Diese alternativen Therapien ersetzen bei akuten seelischen Erkrankungen allerdings nicht den Gang zum Therapiespezialisten. Sie eignen sich jedoch hervorragend für Menschen, die sich tiefer in ihre seelische Struktur einarbeiten möchten.

Leider ist es für Laien nicht so einfach, die Spreu vom Weizen zu trennen, und es werden auf dem Esoteriksektor massenhaft heilbringende Kurse angeboten, die sehr suspekt sind. Deshalb möchte ich Ihnen einige sehr seriöse Therapiemöglichkeiten näher bringen, die ich persönlich als sehr hilfreich erfahren habe.

Familienaufstellungen

Entwickelt und bekannt geworden ist diese Therapieform durch den Psychoanalytiker Bert Hellinger. Seit ungefähr einem Jahrzehnt erlebt die Familienaufstellung als Therapie einen regelrechten Boom. So ist es nicht ausgeblieben, dass auch andere Therapeuten sich dafür interessierten und daraufhin ihr eigenes Konzept dazu entwickelten und in ihre Therapeutenarbeit integrierten.

In den Familienaufstellungen geht es unter anderem darum, blockierte oder verloren geglaubte Energien freizusetzen und für das eigene Leben wieder verfügbar zu machen. Dazu bedarf es der Rückbesinnung auf die eigene Herkunft. »Back to the roots«, wie es oft so schön heißt.

Dr. Peter Orban schreibt in seinem Buch »Die Kraft, die aus der Herkunft stammt«:

»Unsere Familie ist, ob es uns gefällt oder nicht, ein Ort der Kraft. Unsere Geschwister, unsere Eltern und unsere Großeltern sind jene Kraftlinien, die sich in uns verbinden, die in uns leben und die durch uns weitergegeben werden. Vergangenheit, Gegenwart und Zukunft sind auf diese Weise durch eine innere Kraftquelle miteinander verwoben. Fließt diese Quelle, fallen viele Probleme (mitunter auch Krankheiten) einfach von uns ab. Doch leider ist diese Quelle bei den meisten Menschen ins Stocken geraten.«

Diese blockierten Energien wirken sich ungünstig auf unseren gesamten Lebensbereich aus. Leider ist dieser Vorgang den meisten Menschen nicht bewusst und sie fragen sich oft vergebens nach dem Grund ihrer Blockaden. Gerade im Bereich Partnerschaft beruhen viele der auftretenden Konflikte auf der Unausgeglichenheit der familiären Geschichte.

Bert Hellinger hat die These aufgestellt, dass Bindungen von Personen dem Gesetz vom »Geben und Nehmen« und dem »Ausgleich« dieser beiden Kräfte unterliegen. Dabei handelt es sich nicht um materiellen Ausgleich, sondern immer um seelische Energien, die genommen und gegeben werden, was im Alltag allerdings auch auf der materiellen Ebene stattfindet.

Wer tiefer in dieses Thema einsteigen möchte, dem empfehle ich, die im Anhang aufgeführte Literatur zu studieren.

Bei einer Familienaufstellung werden alle Personen, die vergessen und nicht geehrt wurden, wieder ins Bewusstsein geführt und an ihren Platz gestellt, der ihnen in der Familiensippe zusteht. Dazu ist es nötig, sich intensiv mit der eigenen Familiengeschichte zu beschäftigen. Oft weiß man gar nichts von einigen Mitgliedern, weil diese irgendwann ausgegrenzt wurden. Dabei spielt es keine Rolle, ob diese Personen noch leben oder bereits verstorben sind.

Die Bezeichnung »Sippe« hat bei uns einen eher negativen Touch. Sie kennen alle den etwas abfälligen Tonfall beim Familienbesuch, wenn es heißt: Die Sippschaft kommt. Auch das Wort »Sippenhaft« genießt keinen angenehmen Ruf. An diesen Beispielen können Sie aber erkennen, wie sehr wir darin verstrickt sind.

Wichtig ist die Arbeit der Erinnerung. Erst wenn in mir das Familienensemble wieder komplett ist, ist auch mein seelisches Energiepotenzial vollständig vorhanden und steht meinem Leben wieder zur Verfügung.

Innere Erfahrungen

Vor vielen Jahren besuchte ich die Seminare »Innere Erfahrungen« bei Dr. Klaus Lange in Hamburg. Es waren auch viele Männer dabei, die gern etwas über ihre innere Welt erfahren wollten. Allerdings waren es fast nur jüngere Männer, die in die Gruppe kamen. Ältere Männer haben meistens Schwierigkeiten damit, den tieferen Kontakt zu ihrem seelischen Teil herzustellen.

»Die innere Reise beginnt mit Achtsamkeit.« Das heißt, sich bewusst zu sein, was momentan in einem deutlich wird. So eine Kernaussage von Dr. Lange. Bei dieser inneren Reise zu sich selbst geht es darum, das anzusprechen, was man gerade als Konflikt wahrnimmt. Das können alle Probleme sein, die zurzeit vorhanden sind, sei es im Arbeits-, Partnerschafts- oder Gesundheitsbereich. Alles, was wir im Außen vorfinden, können wir im Inneren ansprechen.

Seien Sie also nicht verwundert darüber, wenn Sie eines Tages Antworten erhalten, sondern genießen Sie die Freude, die Sie dabei empfinden werden.

Es geht darum, sich mit dem jeweiligen Thema vertraut zu machen. Wenn Ihnen das Altern Sorgen bereitet, sprechen Sie Ihr Alter im Inneren an. Wichtig ist, dass Sie sich dabei nicht anstrengen müssen. Nehmen Sie den Zustand einfach nur wahr! Sie müssen nicht alles verstehen und vor allem nicht bewerten, es geht nur um das Bei-sich-Sein. Sie brauchen auch keine Person zur Begleitung, obwohl das zu Beginn recht hilfreich sein kann. Eine Kontaktadresse finden Sie am Schluss des Buches im Adressenverzeichnis.

Innere Erfahrungen zu zweit – Eine Entdeckungsreise

Wenn Sie Ihrem Partner seelisch näher kommen möchten, können Sie die innere Reise auch gemeinsam antreten. Entweder Sie begleiten sich abwechselnd dabei oder Sie geben sich ein gemeinsames Thema und berichten sich dann gegenseitig von Ihren inneren Erfahrungen, die Sie dazu gewonnen haben.

Auch wenn Frauen sich intensiver mit dem Thema Alter beschäftigen als Männer, bedeutet das nicht, dass sie weniger Angst davor verspüren. Deshalb lassen Sie uns eine gemeinsame Reise zu Ihrer inneren Angst vor dem Alter unternehmen.

Sorgen Sie dafür, dass Sie ein ruhiges Plätzchen haben, an dem Sie sich wohl fühlen und entspannen können. Lassen Sie sich vor allem Zeit und seien Sie nicht enttäuscht, wenn sich in der ersten Zeit keine konkreten Bilder einstellen. Wenn Sie mögen, können Sie im Hintergrund leise Entspannungsmusik erklingen lassen. Auch das Verdampfen von ätherischen Ölen trägt zur Entspannung bei. Sie benötigen diese Dinge aber nicht zwangsläufig, um an Ihre inneren Bilder zu gelangen.

Schließen Sie nun Ihre Augen, damit Sie die inneren Bilder und Empfindungen besser wahrnehmen können. Es geht in dieser Reise darum, sich mit Ihrem inneren Alter vertraut zu machen, gleichgültig, welche Jahreszahlen in Ihrem Pass stehen.

Sprechen Sie Ihr Alter an, das kann, muss aber nicht, laut geschehen. Sagen Sie: »Alter, ich habe Angst vor dir.« So kommen Sie mit Ihrer Angst in Berührung. Auch die Angst können Sie ansprechen. Zum Beispiel mit den Worten: »Angst, ich möchte dich kennen lernen.« Wahrscheinlich werden Sie dabei feststellen, dass Sie sich bisher immer gegen Ihre Angst gewandt und Sie unterdrückt haben. Das zeigt einen Mangel an Vertrauen und Ihre innere Abwehr. Bei dieser Reise können Trauer, Wut, Hilflosigkeit und andere Missempfindungen in Ihnen aufsteigen. Lassen Sie sie zu! Bei all diesen Empfindungen merken Sie, dass Sie diese Gefühle nicht kennen und bislang nicht mochten. Im Alltag versucht man stets, wesentliche Teile seiner Lebendigkeit unter Kontrolle zu halten. Solch ein Verhalten löst Blockaden aus, die sich bis in den körperlichen Bereich auswirken können.

Sowie man beginnt, bewusster mit seinen inneren Gefühlen zu leben und zu kommunizieren, gewinnt man auf allen Ebenen wieder an Lebendigkeit. Sie werden es nach einer Weile als positiv im körperlichen wie auch im seelischen Bereich empfinden. Das Lebensgefühl steigt wieder fühlbar an. Ausführlichere Informationen zu dieser Technik finden Sie in den Büchern von Klaus Lange (siehe die »Literaturempfehlungen« am Ende des Buches).

Damit Sie wissen, mit wem Sie es zu tun haben, hier ein paar Informationen zu Dr. Klaus Lange. Er ist eigentlich Dozent für Informatik an der Uni Hamburg. Durch einschneidende persönliche Erlebnisse und einige Aufenthalte in Indien hat er seine inneren Erfahrungen in ein Konzept umgesetzt, von dem nun schon seit vielen Jahren andere Menschen profitieren. Ich habe einige Zeit als Begleiterin für innere Erfahrungen gearbeitet. Eine Liste der Personen, die Begleitung nach dem Konzept von Klaus Lange anbieten, bekommen Sie direkt von ihm (Adresse siehe Anhang).

An Klaus Lange imponiert mir immer wieder die Liebe, die er allem entgegenbringt, und dass er wirklich *jeden* Menschen so sein lassen kann, wie er ist.

Astrologie als Therapie

Je unsicherer die Zeiten sind, in denen wir leben, umso mehr suchen die Menschen nach Möglichkeiten, irgendwo einen Halt für ihr Leben zu finden. Ende der 1980er/Anfang der 1990er Jahre ließen sich viele Menschen von der einsetzenden Esoterikwelle mitreißen. Dadurch wurde auch die Astrologie wieder gesellschaftsfähig. Man brauchte jetzt nicht mehr unbedingt hinter vorgehaltener Hand darüber zu sprechen, dass man beim Astrologen war. Leider spülte diese spirituelle Welle auch viele Pseudoastrologen an, die den tieferen Sinn der Astrologie nicht verstanden haben. Eine Zeit lang verkam die Astrologie zu einem oberflächlichen Vehikel, das lediglich dazu diente, vorherzusagen, wie man den unangenehmen Dingen des Lebens möglichst geschickt entgeht. Dass so etwas nicht funktionieren kann, haben viele enttäuschte Menschen bereits zu spüren bekommen und sich damit leider von der Astrologie wieder abgewendet.

Ich kam 1988 zum ersten Mal mit der Astrologie in Berührung und war sofort davon begeistert, wie sehr der damalige Astrologe mein Inneres erkannte und interpretierte. Ich verspürte den Wunsch, mich selbst intensiv mit der Astrologie zu beschäftigen. 1990 führte mein Schicksal mich in die Seminare von Dr. Peter Orban und Ingrid Zinnel. Beide sind Therapeuten und vollziehen wirkliche Seelenarbeit, die ich so bislang nicht wieder gefunden habe. Bei ihnen geht es um Astrologie als Therapie und dies hat mit der oberflächlichen Horoskopdeutung nichts gemein. Ich fühlte mich seelisch so tief berührt, dass ich mich dazu entschloss, bei Peter Orban und Ingrid Zinnel eine Ausbildung zu absolvieren.

Die esoterisch-therapeutische Astrologie ist ein Weg zur Selbsterkenntnis. Dieser Weg der Astrologie kann einem deutlich zeigen, wo man sich einlassen soll, wo man lernen soll und wo man sich selbst belügt. Es geht um die Frage: Wer bin ich?

Die Planetenprinzipien machen exakte Aussagen über Inhalte, nicht über äußere Formen. Der Erkenntnisgegenstand ist das eigene Innere. Wenn man also im Laufe seines Lebens immer wieder in Situationen gerät, in denen man feststeckt, gilt es nicht, die anderen dafür verantwortlich zu machen, sondern zu fragen, was oder welche innere Person in mir verhindert, dass ich mich weiterbewegen kann. Das ist manchmal ein schmerzhafter Lernprozess, aber wenn Sie sich auf diese Arbeit einlassen, erfahren Sie irgendwann auch Zufriedenheit, weil Sie wissen, Ihr Schicksal ist in Ordnung, so wie es Ihnen begegnet.

Außerdem bietet sich Ihnen dann die Chance, an dem Erkannten therapeutisch weiterzuarbeiten. Sie fühlen, dass Sie dadurch ein Stück Leben zurückbekommen, das Sie selbst zuvor in Ihrem Inneren stillgelegt hatten.

In Bezug auf Partnerschaft bedeutet das, je mehr Ihrer seelischen Anteile erkannt und als innere Personen von Ihnen integriert werden, umso weniger muss Ihr Partner oder Ihre Partnerin als Spiegel fungieren. Kurz gesagt, die Partnerschaft kann dadurch harmonischer werden, weil Sie mehr Raum für andere Dinge haben.

Dies ist kein Astrologie-Buch und deshalb kann hier nicht jedes Detail in aller Ausführlichkeit erklärt werden. Einige Sätze sind dennoch notwendig.

»Horoskop« bedeutet, in die Stunde schauen. Es ist also ein Abbild dessen, was zum Zeitpunkt der Geburt in uns und der Welt thematisiert ist sowie gelernt und verstanden werden soll.

Das Wort »Zufall« hat die Bedeutung, die es auch ausdrückt, nämlich alles, was uns im Leben passiert, ist das, was einem vom Schicksal zufällt. Es sind genau die richtigen Teile, die uns zufallen, obwohl wir sie oft nicht haben wollen. Die esoterisch-therapeutische Astrologie bietet die Chance, diese *herausgefallenen* Seelenanteile durch die Zufälle unseres Lebens wieder in unserem Inneren aufzunehmen, denn sie gehören zu uns.

Ich weiß, dass einige von Ihnen denken: Wenn ich mich nur mit meinen Defiziten beschäftige, werde ich ja meines Lebens nicht mehr froh. Wenn Sie es nicht tun, werden Sie es erst recht nicht!

Es gibt sehr viele Menschen, mich eingeschlossen, die diesen Weg gehen und dadurch mit sich und den Mitmenschen (Partner, Eltern, Chef usw.), sprich, mit ihrem Leben, besser umgehen können, weil sie etwas verstanden haben: Die Verantwortung für mein Leben liegt bei mir.

In der ersten Lebenshälfte ist es bei den meisten Menschen so, dass sie mit sehr viel Elan, Plänen, Träumen und Zielvorstellungen starten. Das ist auch richtig so. In der zweiten Lebenshälfte fängt man allmählich an festzustellen, dass nicht alles so perfekt gelaufen ist, wie es mal geplant war. Jetzt nimmt man sich die Zeit nachzuforschen, woran das gelegen haben mag. Der Sinn des Lebens muss neu definiert werden. Deshalb bietet die zweite Lebenshälfte so viele neue Möglichkeiten. Mit dem Eintritt der hormonellen Wechseljahre können auch seelische Wechseljahre erfolgen. Aus diesem Grund behandele ich dieses Thema so ausführlich.

Vielen jungen Menschen stellt sich diese Sinnfrage auf Grund der aktuellen wirtschaftlichen und sozialen Verhältnisse schon, bevor sie mit ihrem Leben überhaupt erst richtig begonnen haben. So gesehen sitzen viele junge Leute mit den älteren Menschen in einem Boot. Wichtig ist der gemeinsame Dialog, denn beide Gruppen fühlen sich ausgegrenzt.

Therapeutisch-astrologische Partnerschaftsarbeit

Nachdem sich in der zweiten Lebenshälfte die Anzahl der Schmetterlinge im Bauch erheblich reduziert hat oder diese oft auf Nimmerwiedersehen verschwunden sind, der Honeymoon in der Karibik fast in Vergessenheit geraten (holte man nicht von Zeit zu Zeit die alten Dias nochmal hervor) und nur der Alltag geblieben ist, kommen viele ins Grübeln darüber, ob sie überhaupt den richtigen Partner gewählt haben. Die meisten glauben, ihre Wahl war ein Irrtum, den es nun zu beseitigen gilt. Frauen sind heute durch ihre Berufstätigkeit unabhängig und reichen viel häufiger die Scheidung ein als noch vor 20 Jahren. Männer tendieren schnell zur Zweitfrau, sprich Geliebten, oder suchen sich nach einer Trennung eine jüngere Frau, die nicht mit zermürbenden Fragen in ihrer Seelenstruktur herumstochert. Die hohe Zahl der zerrütteten Partnerschaften ist hinlänglich bekannt.

Die klassische Astrologie würde Ihnen vielleicht sagen: Der kann ja auch gar nicht zu Ihnen passen, Sie sind Jungfrau und er ist Widder, zwei verschiedene Welten. Suchen Sie sich einen netten Krebs oder Stier. Wer glaubt, damit sei seine partnerschaftliche Ebene wieder in Ordnung, irrt.

Bei einer Therapie soll ich ja etwas in mir erfahren und so ist es natürlich auch bei der therapeutischen Astrologie. Hier wäre die Frage: Was soll mein Partner mir spiegeln? Was in mir habe ich ausgegrenzt und kommt mir nun in Gestalt meines Partners entgegen? Was kann ich tun, um mich mit diesem Teil wieder zu versöhnen?

Es gibt zwei Möglichkeiten, Partnerschaft im Horoskop zu bearbeiten.

Das bislang bekannteste Instrument der Partnerschaftsastrologie ist der Horoskopvergleich, auch Synastrie genannt. Mit dieser Methode ist es möglich, eine gute Analyse der unterschiedlichen

Wesenszüge, der verschiedenartigen Ansprüche und Verhaltensweisen zu erstellen. Hieraus erwächst zunächst einmal mehr Verständnis für den Partner. Aber immer, wenn sich zwei oder mehrere Menschen begegnen, entsteht ein gemeinsamer Beziehungsraum, etwas neues, gemeinsames Drittes. Dieses Dritte beinhaltet einen gemeinsamen Weg mit einer Aufgabe, auch wenn man heute vielleicht mehrere Ehen beziehungsweise Bindungen eingeht. Für die Strecke, die miteinander gegangen wird, fällt eine Aufgabe an. Dieses Horoskop, welches das gemeinsame Dritte darstellt, nennt sich Composit. Ein Composit ist das Horoskop des »Wir«. Es entsteht durch die Halbsummen der beiden Einzelhoroskope. Es entsteht eine neue Mischung mit eigenen Energien.

Ingrid Zinnel schreibt in ihrem Buch »Das Compositihoroskop« Folgendes: »Am besten verstehen wir, was gemeint ist, wenn wir uns zwei Menschen vorstellen, als seien sie chemische Elemente, die in einem Topf zusammengeworfen werden, um dann in spezieller Weise aufeinander zu reagieren. Das, was in dem Topf entsteht, beinhaltet zwar die beiden Ursubstanzen, doch das entstehende Dritte ist neu, noch nie da gewesen. So kann ein Mensch das, was er mit (und von) einem ganz bestimmten anderen zu lernen hat, nur und ausschließlich in dieser speziellen Konstellation erfahren.«

Wer sich auf diese Arbeit einlässt, wird seinen Mitmenschen mit einer neuen Sichtweise begegnen. Das Schubladendenken reduziert sich und man versteht plötzlich, warum der Partner manchmal nicht anders handeln kann als so, wie er es gerade tut.

Jede Aufgabe hat ihre Zeit, und so gibt es in der zweiten Lebenshälfte besondere Aufgaben zu lösen, die vorher nicht hätten bearbeitet werden können.

Ideal ist es, wenn beide Partner gemeinsam diesen therapeutischen Weg gehen. Ich kenne einige Paare, die sich nach der astrologisch-therapeutischen Aufarbeitung ihrer Partnerschaft wieder neu ineinander verliebten und jetzt ganz anders mit sich umgehen.

Die medizinische Ebene

In diesem Teil des Buches geht es um medizinische Daten und Fakten, die zur Erkennung von körperlichen Störungen benötigt werden. Beide Partner sollten über die körperlichen Vorgänge und Erscheinungen Bescheid wissen, um konstruktiv mit den sich daraus ergebenden Problemen umgehen zu können. Deshalb muss in diesem Bereich auch alles klar und deutlich angesprochen werden. Gerade Männer befassen sich nicht gern mit gesundheitlichen Problemen. Es wird behauptet, dass Männer das Innenleben ihres Autos besser kennen als ihr eigenes. Unwissenheit erzeugt Ängste, die zwar gerne verdrängt werden, aber im Unterbewusstsein haften bleiben.

Ich habe diesen medizinischen Teil bewusst in die Mitte des Buches gestellt, um ihm etwas von der Bedrohlichkeit zu nehmen. Wichtig ist das frühzeitige Erkennen eines gesundheitlichen Problems. Nur dann kann gezielte Hilfe wirksam werden.

Ein wichtiges Thema in diesem Zusammenhang, das oft aus Scham verleugnet wird, ist die Impotenz, dazu später mehr. Außerdem sollten Sie wissen, dass es Unterschiede gibt zwischen Beschwerden der zweiten Lebenshälfte, welche aus der hormonellen Umstellung resultieren und meistens gut zu behandeln sind, und den wirklichen Alterskrankheiten.

Das Altern

Der Alterungsprozess ist ein biologischer Vorgang, der in unseren Zellen beginnt. In jeder Körperzelle ist ein Zellkern vorhanden, in dem die Erbinformation in den DNA-Molekülen gespeichert ist. Das bedeutet, dass auch das Alter eines Menschen im Erbgut bereits festgelegt ist. Eine Abweichung davon entsteht nur in gewissen Maßen. So kann durch eine gesunde Lebensführung einerseits und technologisch-medizinische Maßnahmen andererseits eine Lebensverlängerung herbeigeführt werden. Hingegen kann durch Raubbau an der Gesundheit und unvorhergesehene Unfälle ein vorzeitiges Lebensende erfolgen.

Wir können nur die Erbinformationen in uns tragen, die wir von unserer Familie bekommen haben. Diese Mischung ist nun wiederum die, die wir an unsere Kinder weitergeben. Das bedeutet auch, dass wir eventuelle Defekte vererben.

Die Wissenschaft ist bemüht, festzustellen, welche speziellen Teilchen für den Alterungsprozess verantwortlich sind. Ein Ziel ist, irgendwann in der Lage zu sein, defekte Gene zu eliminieren.

Die Zelle

»Das Leben kommt auf alle Fälle aus einer Zelle«, lautet die erste Zeile eines Gedichtes von Heinz Erhardt (»und endet oft, bei Strolchen, in einer solchen«).

Die Zellen sind die Bausteine unseres Lebens. Sie können sich ernähren, fortpflanzen und auf Reize antworten. Der Zellkörper, das Zytoplasma, besteht aus Eiweißkörpern, Wasser und Salzen sowie den jeweiligen Stoffwechselprodukten. Die Randschichten des Zellkörpers sind besonders eiweiß- und lipidreich (fettreich), wodurch sie die Funktion einer halbdurchlässigen (semipermeablen) Membran ausüben. Im Plasma des Zellkörpers liegen die so genannten Zellorganellen. Dazu gehört das Zentroplasma mit den beiden Zentralkörperchen (Centriolen), denen eine wesentliche Bedeutung bei den Lebensvorgängen und bei der Vermehrung der Zellen zukommt. Es gehören weiter dazu die Mitochondrien, stäbchenförmige Gebilde, die Stoffwechselvorgänge veranlassen. Außerdem die Mikrosomen sowie der Golgi-Zellapparat, der bei Stoffwechsel- und Speicherungsvorgängen eine Rolle spielt.

Eine überragende Bedeutung nimmt der Zellkern ein. Er besteht aus der Membran, dem Kernchromatin, dem Kernsaft und den Kernkörperchen. Die Eiweißstoffe des Kerns, das Chromatin, sind ein wesentlicher Bestandteil der Chromosomen, die bei der Teilung, der Vermehrung der Zellen, auftreten. Man unterscheidet zwei Arten der Zellteilung: die Mitose, auch indirekte Teilung genannt, und Amitose, auch direkte Teilung genannt. Eine Sonderform der Zellteilung ist die Reduktionsteilung, die zur Bildung der Keimzellen führt.

Wie wichtig jede einzelne Zelle für unser Leben ist, zeigt sich erst dann, wenn ihre Funktion gestört ist (siehe zum Beispiel im Abschnitt über Krebs).

Falsche Ernährung, die zum Anstieg des ungesunden LDL-Cholesterins führt, schädigt unsere Zellen, indem die Cholesterinteilchen durch die Bildung freier Radikale oxidieren (siehe dazu den Abschnitt über freie Radikale und Antioxidantien).

Was Sie über Hormone wissen sollten

Hormone sind chemische Botenstoffe unseres Körpers, die in einem komplexen Netzwerk miteinander kommunizieren. Dadurch können sie sich gegenseitig regulieren und aufeinander einwirken. Ihre spezifischen Wirkungsorte, die Organe, erreichen sie durch den Blutkreislauf. Hormone haben einen gravierenden Einfluss auf die unterschiedlichsten Reaktionen unseres Körpers. Wichtige Funktionen wie Stoffwechsel und Fortpflanzung, Wachstum und Pubertät, Schlaf, Hunger und Durst sowie Sexualität und auch die Psyche werden von ihnen koordiniert.

Hormone sind für die Ausprägung der weiblichen und der männlichen Geschlechtsmerkmale verantwortlich. Sie helfen dem Körper auch, sich an Stresssituationen anzupassen und traumatische Erlebnisse zu verarbeiten.

Nicht nur Menschen und Tiere stehen unter dem Einfluss der Hormone, auch die Pflanzen verfügen über ein ausgeklügeltes Hormonsystem. Die Phytohormone (Pflanzenhormone) spielen besonders im Frühjahr beim Wachstum wie auch im Herbst beim Fallen der Blätter und Reifen der Früchte eine große Rolle. Pflanzenhormone werden in Naturheilmitteln zur Stärkung des menschlichen Organismus eingesetzt.

Hormone kann man nicht sehen, nicht bewusst riechen und nicht ertasten und ihre Bedeutung wird uns erst dann klar, wenn ihr sensibles Gleichgewicht gestört ist. Im Alter ist es beispielsweise der Diabetes mellitus (Altersdiabetes), der durch eine Hormonstörung aufrechterhalten wird.

Hormone arbeiten nach dem Prinzip der »negativen Rückkopplung«, das heißt, die Drüsen oder Zellen, die Hormone ausschütten, reagieren auf den Hormonspiegel im Blut. Ist dieser erhöht, drosseln Drüsen und Zellen ihre Hormonproduktion. Sinkt der Hormonspiegel, steigt die Produktion an. Hormone regulieren sich auch gegenseitig. Das bedeutet, wenn ein Hormon aus dem Gleichgewicht ausschert, sind auch die anderen Hormone davon betroffen. Deshalb ist die richtige Behandlung oft so schwierig, da nicht immer sofort klar ist, welches Hormon eigentlich betroffen ist. Allerdings haben die Hormone unterschiedliche Stellenwerte, so dass nicht immer der Organismus extrem beeinträchtigt wird.

Die Mediziner kennen drei Klassen von Hormonen, die sich durch ihre chemische Struktur unterscheiden. Sie werden in verschiedenen Drüsen und Zellen hergestellt. Es handelt sich um Peptidhormone, Amine und Steroidhormone.

Peptidhormone

Peptidhormone bestehen aus mehreren Aminosäuren, also Eiweißen. Sie sind in bestimmten Zellen gespeichert und werden auf spezifische Signale hin ausgeschüttet. Die Übermittlung der Signale erfolgt über Enzyme, die von den an die Rezeptoren angebundenen Hormonen aktiviert werden. Zu dieser Hormonklasse gehört auch das Insulin.

Amine

Amine leiten sich aus einer einzelnen Aminosäure ab. Teilweise wirken Amine wie die Peptidhormone über den Weg der Botenstoffe, zum anderen wirken sie wie die Steroidhormone, die ihre Zielorte direkt aktivieren.

Steroidhormone

Steroidhormone werden nicht gespeichert, sondern sofort nach ihrer Produktion ins Blut abgegeben. Sie reagieren langsamer als Peptidhormone, dafür hält die Wirkung länger an. Der Grundstoff der Steroidhormone ist Cholesterin. Zu den Steroidhormonen gehören auch die Geschlechtshormone.

Hormone haben nur eine kurze Lebensdauer. Nachdem sie ihren Zweck erfüllt haben, gelangen sie über den Blutweg zur Leber, wo sie in Einzelbausteine zerlegt werden und damit ihre Wirkung wieder verlieren. Die Ausscheidung erfolgt über Nieren und Galle (Blase).

Das Hormonsystem durchzieht den gesamten Körper. Die Produktion findet sowohl in den Drüsen und Organen statt, aber auch in den Nerven- und Gewebezellen.

Die Nervenzellen des Gehirns spielen eine wichtige Rolle. Im unteren Zwischenhirn liegen die Hirnanhangdrüse (Hypophyse) und der Hypothalamus. Die Hormonregulierung des Zwischenhirns ist lebensnotwendig. Hier werden die vegetativen Vorgänge im menschlichen Körper, wie zum Beispiel Blutdruck und Wärmehaushalt, reguliert.

Die Hirnanhangdrüse ist nur so groß wie eine Kirsche, aber ohne ihre Arbeit würde sich im Körper ein wildes Durcheinander abspielen. Sie sorgt für die genaue Einhaltung des Hormongleichgewichts und reagiert schon bei kleinsten Abweichungen. Die Hirnanhangdrüse besteht aus dem Vorder- und dem Hinterlappen. Im Vorderlappen werden unterschiedliche Hormone hergestellt, die zum Beispiel auf die Schilddrüse und die Keimdrüsen wirken und unter anderem das Wachstum regulieren. Der Hinterlappen speichert zwei wichtige Hormone, *Oxytocin* und *Vasopressin*, die bei Bedarf ausgeschüttet werden. Letzteres sorgt für einen geregelten Wasserhaushalt und beeinflusst den Blutdruck.

Der Hypothalamus ist das Bindeglied zwischen Teilen des Gehirns und der Hypophyse. Auch er produziert eine Reihe von Botenstoffen und in ihm sind viele lebenswichtige Instinkte lokalisiert. Die meisten Hormondrüsen unterliegen der Regulation durch den Hypothalamus. Das Nebennierenmark setzt die Stresshormone *Adrenalin* und *Noradrenalin* frei. Der Hypothalamus ist nicht nur für die Reize aus dem Inneren des Körpers empfänglich, sondern auch für die Reize von außen: Licht, Gerüche, Schmerz und Temperatur.

Außerdem befindet sich im Gehirn die Zirbeldrüse. Sie ist erbsengroß und produziert das Hormon *Melatonin*.

Ein wichtiger Hormonproduzent ist die Schilddrüse. Sie sondert drei Hormone ab: *Calcitonin, Thyroxin und Triiodthyroxin*. Schilddrüsenhormone beeinflussen fast alle Stoffwechselvorgänge des Körpers. Sie überwachen den Energiehaushalt des Körpers und regulieren den Verbrauch. Sie können den Cholesterinverbrauch senken und sind für das zentrale Nervensystem von Bedeutung. Man unterscheidet zwei grundsätzliche Störungen der Schilddrüse: die Überfunktion und die Unterfunktion. Hieraus kann eine Vielzahl von körperlichen Beschwerden entstehen, die unbedingt behandelt werden müssen.

Auch die Nebennieren produzieren wichtige Hormone. In der Nebennierenrinde werden *Cortison* und *Aldosteron* hergestellt.

Wichtig zu erwähnen ist die Bauchspeicheldrüse. Sie spielt für die Verdauung eine wesentliche Rolle. Ihr in den Darm abgegebenes Sekret enthält essentielle Enzyme für die Verdauung. Eine weitere Funktion der Bauchspeicheldrüse ist die Produktion von *Insulin* und *Glukagon*. Diese werden direkt in das Blut abgegeben.

Wichtige Hormone für den Mann

Die sexuelle Entwicklung, das Sexualverhalten und die Fortpflanzung unterliegen dem Wechselspiel der Geschlechtshormone und der *Gonadotropine* (auf die Keimdrüsen einwirkende Hormone). In den Hoden wird das bedeutendste Hormon produziert, das *Testosteron*. Es gehört zu den Androgenen, die für die Ausprägung männlicher Merkmale zuständig sind. Hat ein Mann zu wenig davon, sinken seine Libido und die Potenz. Außerdem leidet die allgemeine Leistungsbereitschaft. Testosteron wird aus der Substanz von Cholesterin gebildet und gelangt kontinuierlich ins Blut. Es entfaltet seine Wirkung direkt oder über ein Zwischenprodukt. Schon in der frühen embryonalen Entwicklung wird Testosteron produziert und bewirkt die Ausbildung der spezifischen Geschlechtsmerkmale des Mannes. In der Kindheit bildet der Körper sehr wenig Testosteron, was sich aber mit einsetzender Pubertät ändert. Wenn der Hormonspiegel steigt, werden Hoden und Hodensack größer und die Schambehaarung fängt an zu sprießen. Meistens findet auch in dieser Phase ein großer Wachstumsschub statt. Der Penis wird größer, Stimmbruch und Bartwuchs setzen ein. Testosteron hat eine stark Muskel aufbauende Wirkung und verstärkt den Geschlechtstrieb. Es wird auch für das aggressive männliche Verhalten verantwortlich gemacht.

Hormontherapien

Es ist immer noch umstritten, ob eine Hormonbehandlung in den Wechseljahren sinnvoll ist oder nicht. Das gilt für Männer wie für Frauen. Wie bei fast allen Behandlungen gibt es Vor- und Nachteile. Hinzu kommt, dass es keine Studien darüber gibt, wie sich Hormonbehandlungen bei Männern körperlich auswirken. Deshalb ist eine Entscheidung dafür oder dagegen sehr individuell zu treffen.

Auf alle Fälle sollten Sie vor einer Hormonbehandlung einen gründlichen Check machen lassen und die Risiken kennen, die bei Ihnen persönlich bestehen könnten. Zu Beginn einer Hormontherapie kann es immer zu unerwünschten Nebenwirkungen kommen, weil der Körper sich erst auf den Hormonschub einstellen muss. Nach etwa sechs Monaten geben sich die Beschwerden normalerweise. Sollte das bei Ihnen nicht so sein, ist zu überlegen, ob eine geringere Dosierung ratsam ist oder gar ein anderes Präparat in Frage käme. Wenn Sie das Gefühl haben, dass die Nebenwirkungen größer sind als der Nutzen, sollten Sie auf Hormone verzichten. Möglicherweise wären für Sie Pflanzenhormone vorteilhafter.

Therapien mit Testosteron

Eine Testosteronbehandlung ist dann angezeigt, wenn der körpereigene Hormonspiegel im Blut zu niedrig ist. Leichter Mangel schlägt sich lediglich in Unwohlsein und depressiven Verstimmungen nieder. Höherer Mangel kann Potenzstörungen, geschwächte Libido, Muskelabbau und Haarverlust verursachen.

Trotzdem sei hier gesagt, dass Testosteron kein Wunder- und Allheilmittel gegen alle Beschwerden ist, die in der zweiten Lebenshälfte auftreten. Die Erfolgsrate einer Testosteronbehandlung bei gestörter Spermienbildung beträgt knapp 50 Prozent. Außerdem wurde festgestellt, dass durch die Hormontherapie die natürliche Fähigkeit des Körpers abnimmt, Testosteron selber zu bilden. Testosteron-Präparate gibt es als Tabletten, Pflaster oder Gel.

Vor- und Nachteile der Testosteronbehandlung

In kleineren Studien wurde herausgefunden, dass bei älteren Männern eine Testosterongabe die Muskelmasse erhöht. Durch die Presse ging etwa eine Studie aus Schweden, die an 23 Männern durchgeführt wurde und ergab, dass bei den Probanden der Spitzbauch schrumpfte, obwohl sich ihr Körperfett nicht verminderte.

Andere, neuere Studien haben ergeben, dass bei Männern, die unter Herzanfällen leiden, der Testosteronspiegel häufig zu niedrig ist. Der Mediziner Gerald B. Phillips fand heraus, dass ein niedriger Hormonspiegel tendenziell mit einer höheren Herzerkrankungsrate in Verbindung gebracht werden kann.

Bei Männern mit niedrigem Hormonspiegel scheint das Risiko eines Knochenbruchs erheblich höher zu sein, als das bei Männern mit normalen Hormonwerten der Fall ist. 59 Prozent der Männer mit einer Hüftfraktur wiesen sehr niedrige Testosteronwerte auf. Demnach könnte eine Hormontherapie in den Wechseljahren vor Knochenschwund schützen.

Bei stetigem Leistungsabfall in der Andropause kann eine Hormonbehandlung einen konstanten Leistungsaufschwung bewirken. Gleichzeitig steigt dadurch wiederum die Lebensfreude und gelegentliche Verstimmungen verfliegen. In den nächsten Jahren werden verbesserte Forschungsergebnisse aus laufenden Studien über die Behandlung der männlichen Andropause vorliegen.

Ein Nachteil kann sein, dass sich die Prostata erheblich vergrößert und daraus die bekannten Beschwerden (Probleme beim Harnlassen, Nachtröpfeln etc.) entstehen können.

Hormone fördern durchaus das Wachstum von Tumoren. Außerdem kann sich eine Testosteronbehandlung ungünstig auf die Leber und den Blutdruck auswirken. Dieses ist aber ganz individuell zu beurteilen. Wenn Sie schon eine Veranlagung für solche Erkrankungen haben, liegt die Wahrscheinlichkeit nahe, dass eine Hormonbehandlung für Sie zu risikoreich sein kann.

Phytohormone

Phytohormone sind sexualhormonähnliche Substanzen, die in Pflanzen enthalten sind. Im Rahmen der Ökobewegung und des bewussteren Umgangs mit Medikamenten forschen Wissenschaftler verstärkt in diesem Bereich, um eine Alternative zu schaffen für die Menschen, die eine bislang übliche Hormontherapie nicht vertragen oder ablehnen.

Die medizinischen Schulen Asiens, besonders Chinas (TCM – Traditionelle Chinesische Medizin), wissen schon lange um die positive Wirkung dieser Pflanzenhormone und setzen sie seit Jahrhunderten erfolgreich ein.

Seit Mitte des 20. Jahrhunderts können Phytohormone analysiert werden. Je präziser die Analyseverfahren werden, desto genauer kann man die einzelnen Pflanzenhormone testen und einsetzen.

Bewährte Pflanzenhormone

Ginseng

Ginseng ist eines der ältesten Naturheilmittel für ein langes, vitales Leben. Seit einigen Jahren wird die Ginsengwurzel auch in westlichen Ländern als Geheimtipp für eine Verbesserung der Potenz gehandelt. Wissenschaftler haben zwar in Studien die positive Wirkung des Ginsengs bestätigt, nicht aber die einzelnen Substanzen, die für die vitalisierende Wirkung verantwortlich sind. Auch hier spielen die sekundären Pflanzenstoffe eine wichtige Rolle. Es ist die Gruppe der *Saponine*, die eine wertvolle bioaktive Hilfe für unseren Organismus darstellen. Die *Saponine* im Ginseng sind so speziell, dass für sie eine eigene Kurzbezeichnung festgelegt werden musste. Ginseng wird auch häufig als Königswurzel bezeichnet. Ginseng wirkt an den Schwachstellen des Organismus, so dass es sehr unterschiedliche Wirkungen gibt.

Inzwischen ist die Angebotspalette der Ginsengprodukte derart vielfältig, dass es auch hier gilt, die Spreu vom Weizen zu trennen. Meiden Sie Billigangebote und achten Sie auf die angegebenen Inhaltsstoffe, vor allem auf den Anteil des Ginsengs. Gute Produkte gibt es in der Regel in Apotheken, Reformhäusern und in den Läden, die Hobbythekprodukte führen.

Ginseng ist eine gut verträgliche Pflanze und Nebenwirkungen sind kaum bekannt. Dennoch gibt es Grenzen der Dosierung. Es ist ratsam, die Einnahme langsam zu steigern und Ginseng über einen längeren Zeitraum einzunehmen. Dosieren Sie nach Ihrem Empfinden der Verträglichkeit.

Hafer

Hafer enthält androgenähnliche Substanzen, die im Aufbau und in der Struktur den männlichen Sexualhormonen gleichen.

Rotklee

Klee enthält östrogenartige Substanzen, die *Isoflavone*. Rotklee-Extrakt hat eine bis zu 100fach stärkere Bindungsfähigkeit an den Östrogenrezeptor als bekannte Sojaextrakte. Im Gegensatz zu Sojaextrakten kann Rotklee die Aromatase hemmen und somit einen leichten Anstieg des vorgeschalteten Testosterons bewirken.

Aromatase ist ein katalysierendes Enzym, das die Umwandlung von Androgenen in Östrogene bewirkt. Die Behandlung mit Rotklee-Extrakt bringt dem Mann alle Vorteile der östrogenen Wirkung, wie Stärkung der Knochen oder verbesserte Gehirnfunktion, nicht aber die unerwünschten Wirkungen wie weibliche Brustbildung oder feminine Fettverteilung.

Soja

Soja ist der bekannteste und am stärksten verbreitete Extrakt unter den Pflanzenhormonen. Japanische Frauen und Männer leiden nachweislich viel seltener an typischen Wechseljahre-Beschwerden, als es in westlichen Nationen üblich ist. Dennoch ist Soja nicht einschlägig als echte Alternative zur konventionellen Hormontherapie anerkannt.

Anti-Aging-Hormone – berühmt und berüchtigt

DHEA (Dehydroepiandrosteron)

DHEA gilt als das Anti-Aging-Hormon schlechthin. Forschungsergebnisse weisen darauf hin, dass *DHEA* vielen unangenehmen Alterserscheinungen entgegen wirken kann. Mit jedem Lebensjahr verlieren wir *DHEA*. Den maximalen *DHEA*-Gehalt im Blut findet man bei Zwanzigjährigen, mit fünfzig beträgt der Anteil nur noch ein Drittel, mit achtzig nur noch ein Fünftel.

DHEA ist das Steroidhormon, das in unserem Körper am häufigsten vorkommt. Es dient als Vorstufe weiblicher und männlicher Geschlechtshormone. Es wird von Männern und Frauen unterschiedlich verarbeitet. Dabei verwandelt sich der Botenstoff im männlichen Körper zu *Östradiol*, dem Sexualhormon der Frau, und im Körper der Frau zu *Testosteron*, dem Sexualhormon des Mannes.

Man vermutet, dass der steile Anstieg der Herzinfarkthäufigkeit bei Männern »in den besten Jahren« unter anderem mit dem Absinken des DHEA-Spiegels im Blut in Verbindung steht. Ein ausreichender DHEA-Spiegel im Blut vermittelt uns ein Wohlgefühl und das subjektive Empfinden, Bäume ausreißen zu können. Daher kommt auch die Bezeichnung »DHEA – das Powerhormon«.

Die wahrscheinlich wichtigste Eigenschaft des *DHEAs* ist die Fähigkeit, Stress zu stoppen. *DHEA* ist nämlich der Gegenspieler des Stresshormons *Cortisol.* Das ist auch einer der Hauptgründe, warum gerade *DHEA* so bekannt und beliebt als Anti-Aging-Hormon ist. Der Zweite ist, dass *DHEA* in der Lage ist, gerade die im Alter so häufig auftretende Fettleibigkeit zu bremsen, da es direkt auf die Fettzellen einwirkt.

In Amerika wurde vor einiger Zeit eine Studie veröffentlicht, die besagt, dass Männer zwischen 60 und 80 Jahren, die einen höheren *DHEA*-Spiegel aufwiesen, weniger unter Herz-Kreislaufbeschwerden litten, weniger bis gar nicht übergewichtig waren und kaum Stress-Symptome zeigten.

Übrigens, über die Ernährung kann man auch etwas für das Superhormon *DHEA* tun. In Fisch und Olivenöl ist reichlich *Squalan*, ein Baustoff für *DHEA*, enthalten.

Die Entscheidung, ob *DHEA* eingenommen werden soll oder nicht, trifft ein Facharzt. Alle Präparate sind verschreibungspflichtig.

WICHTIG: Wenn Sie *DHEA* anwenden, ist Alkoholkonsum absolut tabu, denn es besteht zwischen den beiden eine Unverträglichkeit. DHEA sollte zusammen mit Vitamin C und Vitamin D verabreicht werden.

Die Anfangsdosis sollte niedrig mit 25 mg täglich beginnen und kann, wenn nötig, auf 50 mg erhöht werden. Es gibt auch DHEA-Salben und -Gels, die besonders im Bauch- und Oberschenkelbereich das Bindegewebe straffen.

Anti-Aging-Hormone sind hochwirksame Stoffe, die wohl bedacht und vorsichtig verwendet werden sollten. Eine Überdosierung kann enormen Schaden anrichten. Deshalb bitte keine Produkte aus den USA mitbringen, die es dort leider in jedem Supermarkt zu kaufen gibt. Immerhin greifen Sie mit einer Hormonbehandlung in den gesamten Stoffwechselvorgang Ihres Körpers ein.

Melatonin

Anfang der 1990er Jahre war das Schlafhormon *Melatonin* in aller Munde. Kaum eine Talkshow, kaum eine Yellow-Press-Gazette, in der nicht Menschen von der besonders positiven Wirkung des *Melatonins* auf ihr körperliches Wohlbefinden schwärmten. Was bislang als ausgleichendes Medikament gegen den Jetlag erprobt war, wurde nun zum Anti-Aging-Produkt stilisiert.

Dem Kaufdrang der Kunden waren die Apotheken nicht gewachsen und so gab es wochenlange Wartezeiten, bis man endlich eine Dose *Melatonin* in den Händen hielt. Viele ließen sich das Produkt gleich säckeweise aus den USA mitbringen, wo es in jedem Supermarkt zu erwerben ist. Kurze Zeit nach dem Boom wurde das Produkt in Deutschland verboten. Inzwischen ist es auf Rezept des Arztes bei uns wieder erhältlich.

Wenn die abendliche Dunkelheit einsetzt, beginnt die kleine, erbsengroße Zirbeldrüse in der Mitte des Gehirns ihre Aktivität zu steigern. Sie schüttet vermehrt das Hormon *Melatonin* aus. Daraufhin entspannt sich unser Körper und ein wohliges Gefühl breitet sich in uns aus. Es ist das Signal, sich auf die Nacht vorzubereiten.

Tagsüber befindet sich so gut wie kein *Melatonin* im Blut. Das bedeutet, die Stimulierung zur Melatoninproduktion wird über den Sehnerv an das Gehirn übertragen, unterliegt also dem Einfluss des vorhandenen Lichts.

Ab dem 45. Lebensjahr ist die Zirbeldrüse nicht mehr in der Lage, genügend *Melatonin* zu produzieren. So werden die allmählich beginnenden Schlafstörungen nicht ganz zu Unrecht dem Alterungsprozess beziehungsweise den Wechseljahren zugeschrieben. Mit *Melatonin* ist es möglich, leichte, daraus resultierende Schlafprobleme zu korrigieren.

Forscher stellten dabei fest, dass sich bei längerer Melatonineinnahme auch der Alterungsprozess verlangsamte. Die Betroffenen hatten weniger Herz-Kreislauf-Beschwerden und ein stärkeres Immunsystem als zuvor. *Melatonin* senkt die Körpertemperatur und der Stoffwechsel fährt herunter. Nahrungsaufnahme und Verdauung normalisieren sich. Daraus folgt eine Gewichtsreduzierung und das führte wohl in erster Linie dazu, das *Melatonin* auch in die Anti-Aging-Hormone einzugliedern.

Wissenschaftler führten eine längere Versuchsreihe mit Mäusen durch, die interessante Ergebnisse hervorbrachte. Die Mäuse, denen kein *Melatonin* verabreicht wurde, lebten ungefähr 24 Monate, während ihre mit Melatonin behandelten Artgenossen rund 33 Monate alt wurden. Letztere waren bei bester Gesundheit, schlank und hatten ein dichtes, glänzendes Fell.

Die Wissenschaft glaubt auch, im *Melatonin* einen adäquaten Wirkstoff gegen Krebs zu haben, denn es verlangsamt die biochemischen Reaktionen, was dazu führt, dass die Zellteilung gebremst wird. Außerdem geht man davon aus, dass Männer mit einer vergrößerten Vorsteherdrüse mit *Melatonin* behandelt werden könnten, aus den eben genannten Gründen. Wegen permanenter starker Schlafstörungen habe ich selbst über einen längeren Zeitraum *Melatonin* eingenommen. Meine Schlafstörungen verbesserten sich kaum, aber ich nahm nach einer Zeit einige Pfunde ab, was ich toll fand. Allerdings stellte sich eine depressive Verstimmung ein, die sich nach Absetzen des *Melatonins* wieder besserte. Sprechen Sie mit einem erfahrenen Arzt, bevor Sie *Melatonin* zu sich nehmen.

Lehrstuhl für Anti-Aging-Medizin

So geläufig der Begriff Anti-Aging inzwischen geworden ist, so wenig ist das Thema bisher erforscht. Man steht noch ganz am Anfang der wissenschaftlichen Erkenntnisse darüber. Welche Folgen Anti-Aging-Therapien haben werden, ist längst nicht abzusehen und deshalb wohl zu überlegen.

In Hamburg gibt es seit kurzem den deutschlandweit ersten Lehrstuhl für Anti-Aging-Medizin. Hier werden Spezialisten ausgebildet, die sich ausschließlich mit der Erforschung dieser Thematik beschäftigen. Im Universitätskrankenhaus Eppendorf gibt es eine ambulante Beratungsstelle für Patienten, die eine Therapie mit *DHEA*, *Melatonin* oder Wachstumshormonen in Erwägung ziehen. Dort werden die Patienten regelmäßig kontrolliert und betreut. Nur so lässt sich herausfinden, wie die jeweiligen Personen auf Anti-Aging-Therapien reagieren.

Veränderungen des Sexuallebens in den Wechseljahren

Bis vor einigen Jahren war man allgemein der Meinung, Sex sei etwas für junge Leute, über Sexualität im Alter sprach niemand. Das ist heute anders. Mit steigender Lebenserwartung und verbesserter Körpergesundheit sind die Menschen auch sexuell viel länger aktiv als vielleicht früher. Sex zu haben hängt nicht mehr vom Alter ab.

Allerdings sollten ältere Menschen auf ihren Körper hören und eventuelle Veränderungen wahrnehmen und lernen mit ihnen umzugehen, anstatt sie negativ zu bewerten. Manche Männer behandeln ihren Penis wie einen Sklaven, der immer bereit zu sein hat, wenn sie es wünschen. Diese Männer könnten sich viel Frust ersparen, wenn sie verstehen würden, dass sich die Bedürfnisse derer, die ihnen dienen, verändern können.

Mit zunehmendem Alter dauert es länger, bis eine Erektion eintritt. Männer brauchen oft eine direkte körperliche Stimulation, um eine Erektion zu bekommen. Ein erotischer Anblick reicht im Gegensatz zu früher nicht mehr aus, um sexuell erregt zu sein. Auch bei einer vollen Erektion wird das Glied nicht mehr so steif wie früher.

Der Drang zu ejakulieren lässt nach. Es kann das Gefühl entstehen, überhaupt keinen Orgasmus gehabt zu haben. Der Samenerguss ist nicht mehr so stark wie früher. Die Menge der Samenflüssigkeit nimmt ab und oft auch die Anzahl der Spermien.

Die Hoden werden etwas kleiner und der Hodensack wird schlaffer. Außerdem schwillt er während der sexuellen Erregung nicht mehr so stark an. Der Wunsch, sich selbst zu befriedigen, und die Häufigkeit der Selbstbefriedigung können nachlassen. Sehr selten ist bei einigen Männern das Gegenteil der Fall.

Bei all diesen Anzeichen besteht also kein Grund zur Sorge. Wichtig ist, mit dem Partner zu sprechen, um Missverständnisse und Frustrationen von vornherein auszuräumen.

Es sei hier nochmals gesagt, so schön Sex ist, er ist nicht das Wichtigste im Leben. Eine glückliche Partnerschaft erwächst aus vielen Komponenten, aber das haben Sie sicher selbst schon festgestellt. Ich betone das deshalb so häufig, weil ich finde, dass momentan der Sex zu sehr im Vordergrund steht und der wichtige Rest auf der Strecke bleibt.

Probleme und Behandlungsmöglichkeiten

Wechseljahre sind keine Krankheit, sondern ein normaler biologischer Vorgang. Deshalb sind die Beschwerden, die daraus resultieren, auch nicht von ewiger Dauer und meistens behebbar.

Allerdings stehen Wechseljahre-Beschwerden häufig mit altersbedingten Krankheiten in Verbindung. Diese sind oft die Folge einer ungesunden Lebensweise und müssen unbedingt behandelt werden.

So können sich der Altersdiabetes, Alkohol- und Nikotingenuss ungünstig auf die Potenz auswirken. Deshalb müssen die Betroffenen vom Arzt unbedingt abklären lassen, wo die Ursache der Beschwerden zu suchen ist. Oft verschwindet dann das vermeintliche Wechseljahre-Problem sofort, wenn die vorhandene Krankheit behandelt wird.

Viele Beschwerden lassen sich vermeiden oder reduzieren, wenn man sich rechtzeitig einer gesunden Lebensweise zuwendet. Das bedeutet, sich gesund zu ernähren, genügend körperliche Bewegung zu haben, aber auch, und das wird von Männern gern vernachlässigt, ein seelisches Gleichgewicht herzustellen. Negative Gedanken machen krank. Mit zunehmendem Alter sollten auch immer kleine Erholungsphasen eingeplant werden.

Impotenz

Ein häufiges Problem, welches mit zunehmendem Alter auftritt, ist die Impotenz. In Deutschland sind ungefähr zehn Millionen Männer von Impotenz betroffen. Neueste Untersuchungen haben ergeben, dass auch junge Männer zunehmend davon betroffen sind.

Kein betroffener Mann spricht gern darüber und so ist die Dunkelziffer ziemlich hoch. Impotenz bedeutet, nicht in der Lage zu sein, eine Erektion zu bekommen oder eine Erektion aufrechtzuerhalten. Man spricht dann auch von Erektionsstörungen.

Bei jüngeren Betroffenen spielt sicherlich Stress eine große Rolle. Meistens liegen mehrere Ursachen zu Grunde.

In den seltensten Fällen liegt eine Hormonstörung vor. Um eine Erektion zu bekommen, muss eine ausreichende Versorgung mit dem Hormon *Testosteron* erfolgen, das für den Sexualtrieb sorgt. Dazu kommt die sexuelle Stimulation. Vor allem aber müssen drei entscheidende Dinge zusammenspielen: die Nerven, die Blutgefäße und die Muskeln des Penis. Oft liegt hier eine Störung vor, die die Potenz beeinträchtigen kann.

Wenn ein Mann durch sexuelle Stimulation erregt ist, geben die Nervenbahnen diese Nachricht an den Penis weiter. Dazu werden chemische Botenstoffe benötigt, die das Signal geben, die Arterien zu erweitern, so dass mehr Blut in den Penis einströmen kann. Mit diesem arteriellen Blut füllen sich die Schwellkörper im Penis an, wobei das anschwellende Gewebe die Venen im Penis zudrückt, damit das Blut nicht wieder abfließen kann. Die Folge ist ein erigierter Penis. Er enthält nun achtmal so viel Blut wie im Normalzustand und kann deshalb eine Zeit lang aufrecht stehen.

Bei einer schwachen Erektion können die Nerven, die die Information zum Penis leiten, gestört sein. Ebenso kann die unzureichende Durchblutung des Penismuskels die Ursache dafür sein. Außerdem spielen psychische Faktoren eine wesentliche Rolle.

Lange Zeit nahm man an, dass das Älterwerden selbst die Ursache für Impotenz sei. Von dieser Meinung rücken die Mediziner aber immer mehr ab. Da sich im Alter die Folgen einer ungesunden Lebensweise zeigen, kommt es oft zu Erkrankungen des Herzens, der Arterien, zu Diabetes und Prostatabeschwerden bis hin zum Prostatakrebs. Hierdurch wird der gesamte Organismus negativ beeinträchtigt. Da diese Krankheiten mit starken Medikamenten behandelt werden, haben diese oft als unerwünschte Nebenwirkung Potenzstörungen zur Folge. Oft hilft schon eine geringere Dosierung der Medikamente, um die Potenzstörung zu beheben. Auf alle Fälle muss ein Gespräch mit dem behandelnden Arzt geführt werden.

Behandlungsmöglichkeiten von Impotenz

Viagra

Seit vielen Jahren gibt es die Potenzpille *Viagra* auf dem Markt und sie hat schon vielen Männern geholfen.

Als ich in Apotheken nach dem Verkauf von *Viagra* gefragt habe, wurde mir einhellig erklärt, dass es nicht sehr häufig zur Vorlage eines *Viagra*-Rezeptes käme. Das liegt wohl daran, dass die Schamgrenze nach wie vor sehr groß ist und Viagra lieber anonym über das Internet bestellt wird. Das kann aber manchmal riskant sein, denn nicht immer sind die Anbieter seriös. Wenden Sie sich an einen Andrologen oder einen Arzt Ihres Vertrauens. Betroffene sollten sich klar machen, dass sie mit ihrem Problem nicht allein dastehen. Bevor eine *Viagra*-Behandlung in Erwägung gezogen werden kann, ist ein gründlicher Check-up beim Arzt unbedingt erforderlich.

Viagra entstand im Forschungslabor der englischen Firma Pfizer und wurde ursprünglich als Mittel gegen Angina Pectoris entwickelt. Das Mittel wurde an älteren Männern getestet und als Ergebnis kam heraus, dass sich die Herzprobleme zwar kaum gebessert hatten, aber die durchblutende Wirkung hatte die Potenzstörungen der Männer erfolgreich verbessert oder sogar behoben. 1993 begann die Firma Pfizer nun auf Hochtouren zu arbeiten, um die nötigen Studien zusammenzubekommen, damit das Produkt als Potenzmittel zugelassen werden konnte.

Viagra ist keine Wunderdroge, aber sie kann dem Mann bei einigen Problemen sicherlich helfen. Zunächst ist es wichtig, die richtige Dosis zu wählen. Es gibt *Viagra* zu 25, 50 und 100 mg. Egal in welcher Dosierung *Viagra* verschrieben wurde, es sollte pro Tag nie mehr als eine Tablette eingenommen werden. Die Einnahme erfolgt in der Regel etwa eine Stunde vor dem Geschlechtsverkehr.

Viagra kann dem Mann zu einer ganz normalen Erektion verhelfen, aber die Lust und die dafür nötige Stimmung kann *Viagra* nicht liefern. Das bedeutet, dass *Viagra* nur dann die volle Wirkung entfalten kann, wenn emotional die entsprechenden Voraussetzungen vorhanden sind.

Die Wirkungsdauer kann variieren. Es kommt darauf an, was der Männermagen vorher konsumiert hat. Schwere Speisen, Alkohol usw. beeinflussen die Wirkungsweise. *Viagra* wirkt so lange, wie es sich im Blut befindet, das kann durchaus bis zu zwölf Stunden der Fall sein. Es besteht also nach der Einnahme überhaupt kein Grund zur Eile.

Die Wissenschaftler von Pfizer zogen aus ihren Studien folgende Bilanz: Egal ob körperliche oder psychische Gründe der Impotenz vorlagen, *Viagra* brachte in 80 Prozent der Fälle eine enorme Verbesserung der Erektionsfähigkeit. Der größte Erfolg stellte sich bei den Testpersonen ein, die *Viagra* langfristig einnahmen.

In den Fragebögen zeigte sich auch, dass durch die verbesserte Erektionsfähigkeit die Lust am Sex verstärkt wurde, die Orgasmen häufiger waren als zuvor, die allgemeine Zufriedenheit sich erhöhte und dadurch die Partnerschaft wieder glücklicher wurde.

Wie bei allen Medikamenten kann auch *Viagra* Nebenwirkungen erzeugen. Die bekannteste Nebenwirkung ist das Blausehen. Dies äußert sich in vielen Fällen nach der Einnahme so, dass einige Männer Probleme hatten, Blau und Grün zu unterscheiden, andere hatten den Eindruck, durch eine leichte Nebelwand zu blicken. Außerdem wurde von einer erhöhten Lichtempfindlichkeit berichtet. Die Firma Pfizer setzte daraufhin eine Studie an und stellte fest, dass diese Sehstörungen nur sehr kurz auftraten und nur bei einer hohen Dosierung überhaupt vorhanden waren. Folgende vorübergehende Nebenwirkungen wurden festgestellt: Kopfschmerzen, Verdauungsprobleme, Hitzewallungen.

Wer nitrathaltige Medikamente (besonders Herz-/Kreislaufmittel) einnehmen muss, sollte *Viagra* auf keinen Fall anwenden. Schauen Sie vorher immer genau auf den Beipackzettel Ihres jeweiligen Medikaments, welche Inhaltsstoffe enthalten sind, und studieren Sie die Rubrik »Gegenanzeigen«. Manche Medikamente können den Wirkstoffgehalt von *Viagra* im Blut erhöhen, so dass unerwünschte Nebenwirkungen auftreten.

Wechselwirkungen zwischen *Viagra* und Alkohol wurden zwar nicht festgestellt, und einem erotisierenden Liebestrunk steht daher nichts im Wege. Allerdings sollten Sie bedenken, dass Alkohol ganz allgemein die Leistungsfähigkeit herabsetzt.

Cialis

Seit kurzem gibt es ein weiteres Mittel auf dem Markt, mit der gleichen Wirkung wie *Viagra*. Der Wirkstoff ist *Tadalafil*. *Cialis* ist verschreibungspflichtig und sollte in der Dosis zu 10 mg eingenommen werden. Das entspricht einer Tablette. *Cialis* ist im Allgemeinen sehr gut verträglich. Es wird ebenso häufig von den Ärzten verschrieben wie *Viagra*.

Levitra

Mit ähnlicher Wirkung wie *Viagra*, aber noch nicht so bekannt, ist *Levitra*. Der Wirkstoff ist *Vardenafil*. Die Wirkung tritt in der Regel innerhalb von 25–60 Minuten ein. Das Mittel ist seit 2003 in Deutschland zugelassen.

Alprostradil

Dieses Medikament wird als Stäbchen in die Harnröhre eingeführt oder mithilfe einer kleinen Spritze direkt in den Schwellkörper injiziert. Das mag sich sehr unangenehm anhören, aber die Wirkung ist sehr effektiv und wurde vor *Viagra* als häufigstes Mittel eingesetzt, um eine gute Erektion zu erlangen.

Injektionen

Bevor es *Viagra* gab, haben viele Männer ihre Erektionsstörungen mit Injektionen behandelt. Es gibt verschiedene Wirkstoffe, die dafür benutzt werden können. Am geläufigsten sind die Medikamente *Pavaerin*, *Prostaglandine E* und *Phentolamin*.

Sie werden vor dem Geschlechtsakt von dem Mann direkt in den Penis gespritzt. Die Mittel sorgen für eine Erweiterung der Penisarterien, damit eine bessere Durchblutung sowie eine Entspannung der glatten Muskulatur stattfinden kann.

Die Erektion tritt immer ein, gleichgültig welche Ursachen der Potenzstörung zu Grunde liegen. Problematisch an dieser Behandlungsweise kann sein, dass das Glied sehr hart wird und sich nicht mehr der natürlichen Scheidenform anpasst, was bei den Frauen ein unangenehmes Gefühl auslösen kann. Außerdem kommt es vor, dass die Erektion nach dem Samenerguss nicht zurückgeht, sondern noch einige Stunden bestehen bleibt.

Vakuumpumpen

Für Männer, die ihre Erektionsschwierigkeiten ohne Medikamente behandeln wollen, bietet sich die Vakuumpumpe an. Sie ist in der Apotheke rezeptfrei erhältlich. Der Penis wird in die Öffnung eines

Kunststoffzylinders geführt, an dem eine kleine Pumpe angebracht ist. Der Zwischenraum zwischen Haut und Zylinder wird durch eine Dichtung verschlossen. Wird nun die Pumpe betätigt, entsteht ein Teilvakuum. Durch den Unterdruck wird Blut in den Penis gezogen und es entsteht eine Erektion. Diese hält sich ungefähr eine halbe Stunde. In einer Fernsehsendung habe ich erfahren, dass diese Methode von Männern über siebzig am liebsten benutzt wird. Allerdings gaben einige Männer an, zuerst mit der Handhabung nicht so gut zurechtgekommen zu sein. Dafür gibt es den Arzt und den Apotheker, die gerne die Handhabung erklären.

Zäpfchen

Statt Spritzen in den Penis zu setzen, sind Zäpfchen eine Alternative. Die »Zäpfchen« sind hier kleine Kügelchen, die etwa einen Zentimeter weit in die Harnröhre eingeführt werden. Der Wirkstoff wird durch die Wände der Harnröhre aufgenommen und gelangt so in die Schwellkörper. Es gibt inzwischen auch eine Prostaglandinsalbe.

Penisprothesen

Um sich eine Penisprothese machen zu lassen, bedarf es eines operativen Eingriffs seitens des Chirurgen. Um es vorweg zu nehmen, 85 Prozent der Männer, die eine solche Prothese haben, sind damit sehr zufrieden. Es gibt zurzeit zwei Arten von Prothesen, halbfeste und aufblasbare. In der Regel behindert die Prothese die Fähigkeit zum Wasserlassen, zum Orgasmus und zur Ejakulation nicht.

Die Penisprothese hat zwei silikongefüllte Erektionskammern, die als Ersatz der natürlichen Schwellkörper dienen. Die Penisprothese ist heute ein allgemein anerkanntes Verfahren für Erektionsstörungen und wird mehrere tausend Male pro Jahr durchgeführt. Vor solch einem Eingriff sollte wieder eine intensive Beratung erfolgen.

Potenzfördernde Mittel aus der Natur

Wer eine Abneigung gegen chemische Behandlungsmöglichkeiten hegt, dem seien ein paar Naturmittel empfohlen, denen eine potenzfördernde Wirkung nachgesagt wird. Allerdings ist der Glaube, dass alles, was aus der Natur stammt, ungefährlich sei, falsch. Bei hoch dosierten Naturmitteln, und nur die bringen meistens die gewünschte Wirkung, muss ebenfalls eine Absprache mit dem Arzt erfolgen.

Gelee Royale

Hierbei handelt es sich um den Futtersaft der Bienenkönigin. Untersuchungen haben ergeben, dass durch Gelee Royale die Produktion von Sperma angeregt wird. Da Gelee Royale Blütenpollen enthält, ist es bei Allergikern angebracht, einen Test zur Verträglichkeit durchzuführen.

Ginkgo biloba

Ginkgo hat eine entspannende Wirkung auf die Arterien und verbessert dadurch die Durchblutung aller Organe. Liegt eine Impotenz auf Grund einer Durchblutungsstörung vor, kann Ginkgo gute Hilfe leisten, indem die Blutzufuhr im Penis verbessert wird. Ist eine gute Durchblutung gewährleistet, kann der Penis wieder normal erigieren.

Naturmittel müssen oft über einen längeren Zeitraum eingenommen werden, um den gewünschten Effekt zu erzielen. Da diese Mittel aber eher als Nahrungsergänzungsmittel eingestuft werden können, ist eine längerfristige Einnahme unbedenklich. Gerade mit Ginkgo habe ich persönlich sehr gute Erfahrung gemacht.

Ich leide an Durchblutungsstörungen und bekam mit Ginkgo die damit verbundenen Störungen, wie Herzbeschwerden und Konzentrationsstörungen, wieder gut in den Griff. Allerdings muss es ein hoch dosiertes Produkt aus der Apotheke sein.

Ginseng

Das bekannteste Mittel aus der Natur ist der Ginseng. Eine genaue Wirkungsbeschreibung haben Sie schon im Kapitel »Pflanzenhormone« kennen gelernt. Achten Sie beim Kauf auf gute Qualität. Der Ginsenganteil sollte mindestens 15 Prozent betragen.

Kürbiskerne

Der Einsatz von Kürbiskernextrakt bei Prostataleiden ist allgemein bekannt. Kürbiskerne enthalten große Mengen von Vitalstoffen, insbesondere Vitamin E und Zink, die sich positiv auf die Genitalien auswirken. Manche Menschen empfinden den Duft der Kürbiskerne als erotisierend. Verwenden Sie in der Küche Kürbisprodukte wie Öl, Kerne und die Kürbisfrucht selbst.

ACHTUNG: Kürbiskerne schmecken sehr lecker, aber sie haben leider auch sehr viele Kalorien.

Yohimbin

Der Extrakt stammt aus der Rinde des afrikanischen Yohimbin-Baumes. Es ist eines der ältesten Aphrodisiaka, das schon von den alten Ägyptern benutzt wurde. Yohimbin ist wissenschaftlich anerkannt und als Medikament zugelassen.

Deutsche Studien aus dem Jahre 1997 zeigten, dass 71 Prozent der Männer, die an Potenzstörungen litten und mit dem Yohimbin-Extrakt behandelt wurden, eine gravierende Verbesserung ihrer Potenz feststellten. Man vermutet, dass *Yohimbin* einerseits zu einer Erweiterung der Blutgefäße führt und damit eine verbesserte Durchblutung des Beckens erreicht wird, andererseits auch eine aktivierende positive Wirkung auf das Nervensystem im unteren Bereich des Rückenmarks ausübt.

Patienten, die auf Grund von Stress und Versagensangst unter Potenzstörungen leiden, profitieren besonders gut von einer Behandlung mit Yohimbin-Extrakt.

Hoch dosierte Yohimbin-Mittel sind rezeptpflichtig. Bei Überdosierung kann es zu Schlaflosigkeit, nervösen Störungen und Bluthochdruck kommen.

TIPP für Männer

Essen Sie potenzfördernde Lebensmittel, zum Beispiel alle Meeresschalentiere wie Austern, Krebse etc.

Erkrankungen und andere Faktoren, die Potenzstörungen verursachen

Arteriosklerose

Die Arteriosklerose ist die häufigste Ursache von Erektionsstörungen. Sie entsteht durch vermehrte Cholesterinablagerungen an den Herzkranzgefäßen und verengt die Blutgefäße auch im Penis. Diese können dann nicht mehr die große Menge Blut transportieren, die für eine Erektion nötig wäre.

In schlimmen Stadien kann die Arteriosklerose bis zum Herzinfarkt oder Schlaganfall führen.

Ausgelöst wird Arteriosklerose unter anderem durch zu fettreiche Ernährung. Im Fleisch und in fetten Fischsorten befinden sich *Purine*, das sind chemische Strukturen, die in unserem Körper zu Harnsäure umgewandelt werden. Bekommt der Körper zu viel davon, kann der Stoffwechsel die Harnsäure nicht genügend abbauen und sie setzt sich an den Gelenkwänden fest. Dies verursacht starke Schmerzen. Wenn der Betroffene dazu noch zu wenig Flüssigkeit aufnimmt, können Stoffwechselgifte nicht ausreichend ausgeschwemmt werden.

Das Rauchen ist maßgeblich an der Entstehung einer Arteriosklerose beteiligt. Rauchen ruft starke Durchblutungsstörungen hervor und die Gefäßwände verengen sich. Dadurch wird der gesamte Organismus in Mitleidenschaft gezogen. Auch Bluthochdruck trägt zur Arteriosklerosebildung bei.

Trinken Sie mindestens zwei Liter Flüssigkeit pro Tag. Optimal geeignet sind Mineralwasser, Kräutertees und Gemüsesäfte. Nur so können die Gifte ausgeschwemmt werden.

Eine gesunde ballaststoffreiche Ernährung ist die Vorraussetzung für einen funktionsfähigen Organismus. Essen Sie viel Obst und Gemüse. Für Salate sollten immer Pflanzenöle mit einem hohen Anteil an ungesättigten Fettsäuren benutzt werden.

Essen Sie Gemüsesorten, die viele Antioxidantien enthalten, dadurch werden die Zellwände vor freien Radikalen geschützt. Fleisch ist nicht grundsätzlich schädlich, denn nur in tierischen Produkten sind Vitamine der B-Gruppe enthalten. Wichtig sind gute Qualität und maßvolle Portionen.

Bluthochdruck

Menschen mit hohem Blutdruck sind sehr gefährdet. Die Ursachen sind sehr vielfältig. Stress und Übergewicht begünstigen den Anstieg des Blutdrucks. Viele müssen ein Leben lang Betablocker einnehmen, die sich ungünstig auf die Potenz auswirken können. Durch den Bluthochdruck selbst kann schon Impotenz ausgelöst werden. Die Arterien verlieren ihre Elastizität und können nur noch geringe Blutmengen transportieren. Dadurch wird der Penis nicht ausreichend mit Blut versorgt und kann nicht erigieren.

Lernen Sie, mit Stress besser umzugehen. Hier können diverse Entspannungsmethoden hilfreich sein. Meiden Sie stark gesalzene Speisen.

Diabetes mellitus (Altersdiabetes)

Der Altersdiabetes, auch Diabetes Typ II genannt, tritt etwa ab dem 60. Lebensjahr in Erscheinung. Die Krankheit ist heutzutage sehr verbreitet, da es sich um ein Wohlstandssymptom handelt. Zu üppiges, fettes Essen, verbunden mit übermäßigem Stress sowie Bewegungsmangel, überfordert die Bauchspeicheldrüse irgendwann. Das Ergebnis ist eine gestörte Insulinverwertung. Im Anfangsstadium verursacht diese Krankheit keine Beschwerden und wird daher häufig zu spät erkannt. Bis dahin können sich aber erhebliche Probleme wie Sehverlust bis zur Erblindung, Nierenstörungen usw. entwickeln.

Oberstes Gebot ist eine Ernährungsumstellung auf Vollwertkost. Untersuchungen haben gezeigt, dass Ballaststoffe einen günstigen Einfluss auf den Blutzuckerspiegel haben. Es dauert länger, bis der Darm die Glukoseteilchen aus den Ballaststoffen herausgelöst hat, als das bei anderen Nahrungsmitteln der Fall wäre. Die Bauchspeicheldrüse ist so nicht gezwungen, rasch viel Insulin ausschütten zu müssen, sondern kann normal arbeiten. Dadurch gelangt der Zucker langsamer ins Blut und der Zuckergehalt bleibt konstant im Normbereich.

Insulin spielt eine wichtige Rolle bei der Umsetzung des in unserer Nahrung enthaltenen Zuckers in Glukose und deren Umwandlung in Energie. Wenn Insulin fehlt, wandelt der Körper statt des

Zuckers die zugeführten Nahrungsfette und Eiweiße um, um auf diese Weise eine Versorgung mit Energie zu erreichen.

Begeben Sie sich unbedingt in ärztliche Behandlung. Bewegung ist äußerst wichtig.

Sanieren Sie Ihren Darm. Essen Sie viel Rohkost und enzymblockende Nahrungsmittel. Diese Amylasehemmer sind zum Beispiel in Hülsenfrüchten wie Bohnen, Erbsen und Linsen, Getreide und Kartoffeln enthalten. Sie hemmen die Verdauung von Eiweiß und Stärke und senken den Blutzuckergehalt. Gute Ergebnisse erbrachten auch tägliche Anwendungen von Nahrungsergänzungsmitteln wie Aloe vera, Spirulina usw. (siehe Kapitel »Die richtige Ernährung«).

Erhöhter Cholesterinspiegel

Cholesterin ist ein wichtiger Baustein für unseren Stoffwechsel. 80 Prozent davon werden vom Körper selbst gebildet, nur 20 Prozent kommen aus der täglichen Nahrung.

Wer ballaststoffreiche Kost zu sich nimmt, hat deshalb auch nur selten Probleme mit einem zu hohen Cholesterinspiegel im Blut.

Fastfood, Frittiertes und ein Übermaß an gesättigten tierischen Fetten haben zur Folge, dass zu viel ungesundes Cholesterin (LDL) aufgenommen wird. Das führt zur Verschlackung des gesamten Organismus.

Das HDL-Cholesterin ist dagegen sehr wertvoll für unseren Stoffwechsel und nur durch Linol- und Gammalinolensäure zu bekommen. Deshalb sollte unser Ernährungsplan viele dieser ungesättigten, essentiellen Fettsäuren enthalten.

Bis vor kurzem galten Eier als absolute Cholesterintreiber. Vor einigen Jahren belegte eine englische Studie, dass bei allen Probanden der Cholesterinspiegel im Blut gleich bleibend war, obwohl sie über einen längeren Zeitraum täglich ein Frühstücksei verzehrten.

Wissenschaftler gelangen immer mehr zu der Erkenntnis, dass die genetische Veranlagung ausschlaggebend für den jeweiligen Cholesterinspiegel ist. Trotzdem sollten Sie sich gesund ernähren, um vorzubeugen. Durch körperliche Bewegung unterstützen Sie die Aktivierung des Stoffwechsels, der den Körper entschlackt.

Wenn Sie bereits unter einem erhöhten Cholesterinspiegel leiden, können Sie mit Spirulina-Algen und Aloe vera eine Absenkung erzielen. Da es sich hierbei um Nahrungsergänzungsmittel handelt, müssen diese Produkte über einen längeren Zeitraum verwendet werden. Aber schließlich essen Sie auch täglich und Algen sowie Aloe vera lassen sich problemlos mit der Nahrung verbinden.

Milchprodukte sollten gegen Sojaerzeugnisse ausgetauscht werden. Alle Fette sollten aus einem hohen Anteil ungesättigter Fette bestehen, wie Kürbiskernöl, Hagebutten- oder Borretschöl.

Stress

In unserer schnelllebigen Zeit gehört Stress wie selbstverständlich zum Alltag dazu. Für unseren Körper gilt das allerdings nicht. Deshalb versucht der Organismus, sich möglichst rasch darauf einzustellen, indem er unter anderem die Hormonausschüttung aktiviert, die wiederum eine Reihe von Folgeerscheinungen auslöst. So versetzen zum Beispiel *Adrenalin* und *Noradrenalin* den gesamten Organismus in erhöhte Alarmbereitschaft. Der Puls steigt an, lässt das Herz schneller schlagen und den Blutdruck steigen. Dadurch werden die Muskeln besser durchblutet, die Bronchien erweitern sich und können mehr Sauerstoff umsetzen.

Diese eigentlich sinnvollen Anpassungen des Körpers an Gefahrensituationen sind aber als Dauerzustand sehr schädlich für den Organismus, da durch die ständigen Alarmsignale der Körper zu viele Hormone ausschüttet und daraus Überreaktionen entstehen können.

Dauerstress führt zu einer Drosselung der Keimdrüsenhormonproduktion und wirkt sich störend auf die männliche Potenz aus. Außerdem schwächt permanenter Stress das Immunsystem erheblich. Die individuellen Schwachstellen sind dann zuerst von den Folgen betroffen. An erster Stelle seien hier die Herz-Kreislauf-Erkrankungen genannt, von denen viele zum plötzlichen Schlaganfall oder zum Infarkt mit tödlichem Ausgang führen können.

Bei ständigen Stressbelastungen kommt es im Körper zu erhöhten Mineralausscheidungen, die zu Mangelerscheinungen im Mineralhaushalt führen und das Gleichgewicht des Stoffwechsels stören.

Aktivität, Schnelligkeit und »Alles-erreichen-Können« ist heute das Lebensmotto vieler Menschen, die dann mit vierzig schon an dem immer häufiger auftretenden Burn-out-Syndrom leiden.

Jeder Mensch hat nur ein bestimmtes Energiepotential zur Verfügung, mit dem er bewusst haushalten muss. Wenn die Batterie leer ist und nicht durch Ruhe und meditatives Innehalten wieder aufgeladen wird, kann das verheerende Auswirkungen auf unsere Gesundheit haben.

Es ist nicht damit getan, die vorhandenen Symptome mit Medikamenten zu behandeln. Stress entsteht zuerst im Kopf und manifestiert sich zunächst in der Seele. Dort muss er als Verursacher auch gefunden und behandelt werden. Meistens ist ein Umdenkprozess erforderlich. Geschieht das nicht, wirkt sich Stress im körperlichen Bereich aus.

Männer leiden besonders unter beruflichem Stress. Mag es sich in jungen Jahren durchaus noch um positiven Stress, auch Eustress genannt, handeln, wird der Stress in der zweiten Lebenshälfte oft als negativ empfunden (Disstress).

Wenn mit zunehmendem Alter auch allmählich die Kräfte nachlassen, befällt gerade Männer die Angst, nicht mehr mithalten zu können und im Beruf von jungen Kollegen verdrängt zu werden.

Sich zu seinem Lebensende hin zu entwickeln, das bedeutet, loszulassen. Das muss man lernen. Wem das nicht gelingt, der bekommt dann die bekannten Symptome der »Wechseljahre-Krisen«.

Über den Stressfaktor »Potenzprobleme« haben Sie im Abschnitt über Männerängste schon gelesen.

Stressabbau und Stressvermeidung

Durch eine Lebensweise, die den eigenen Bedürfnissen entspricht, lässt es sich von vornherein stressfreier leben. Leider müssen wir im Leben Kompromisse eingehen und damit zurechtkommen.

Fressen Sie Ihren Frust nicht in sich hinein, sondern laufen Sie ihm davon. Wenn Sie sportliche Aktivität mögen, joggen Sie, weniger sportliche Typen sollten einen langen Spaziergang in der Natur machen. Der Sauerstoff und die Ablenkung treiben die negativen, festsitzenden Energien nach außen. Wenn Sie danach wieder zu sich kommen, fühlen Sie sich leichter und wie neugeboren.

Denken Sie daran, in der zweiten Lebenshälfte dürfen Sie etwas kürzer treten, wenn Sie das Bedürfnis danach haben. Ich weiß aus eigener Erfahrungen, dass man das den Mitmenschen immer wieder klar machen muss.

Entwickeln Sie Ihr eigenes Antistressprogramm und vergessen Sie nicht, es auch durchzuführen. Atmen Sie mehrmals täglich bewusst tief ein und aus, das hilft dem Körper, weniger Stresshormone zu produzieren. Zeigen Sie dem Stress Ihr schönstes Lachen! Nachweislich wirkt Lachen als Antistressmittel.

Hunger und Durst machen besonders stressanfällig, deshalb sind regelmäßige Mahlzeiten sehr wichtig. Hierbei sollte es sich um frische, kraftspendende Nahrung handeln. Vitamin B5 *(Panthenol)* und Vitamin C sind die reinsten Antistress-Vitamine. Sellerie und Schwarzwurzeln sind empfehlenswert. Mixen Sie sich einen Powerdrink mit frischem Obstsaft, Honig und Aloe vera.

Wenn Sie einen Moment allein sind, klopfen Sie Ihren Brustraum für eine Minute vorsichtig ab. Damit aktivieren Sie die Thymusdrüse und Stress kann schneller abgebaut werden.

Gerade in der zweiten Lebenshälfte sollten Sie Ihre Freizeitaktivitäten bewusst auf die Dinge lenken, die sinnvolle Wirkungen haben. Statt in Kneipen herumzuhängen und oberflächliche Wortwechsel zu führen, sind Gespräche mit tieferem Inhalt, die einen wirklichen Gedankenaustausch bieten, wertvoller und entspannender. So gut körperliche Bewegung zum Stressabbau auch sein mag, ein bisschen Ruhe und Rückzug zum Lesen, Musikhören und Meditieren stellen das innere Gleichgewicht wieder her. Die Kraft, die aus der Stille kommt, ist die stärkste.

Meditation

Meditieren ist ein unschätzbares Hilfsmittel, wenn wir uns gestresst und ausgelaugt fühlen. Wer regelmäßig meditiert, wird sich nach einiger Zeit emotional, mental und physisch ruhiger fühlen.

Achten Sie auf eine angenehme Raumtemperatur. Sitzen Sie auf einem Stuhl mit gerader Lehne, damit die Wirbelsäule optimal gestützt wird. Konzentrieren Sie sich auf ein inneres Bild, das Ihnen gefällt. Das kann eine Blume, eine Farbe oder eine Landschaft sein. Schließen Sie dabei Ihre Augen. Wenn Sie mögen, legen Sie leise

Meditationsmusik auf. Lassen Sie beunruhigende oder ablenkende Gedanken los. Achten Sie nur auf Ihre Atmung. Verzweifeln Sie nicht, wenn es zuerst nicht so gut klappt, das bessert sich im Laufe der Zeit.

Ich treffe immer wieder ältere Menschen, die es bereuen, nicht intensiver und bewusster gelebt zu haben. Sie empfinden häufig eine innere Leere und sind der Meinung, dass sie nun nichts mehr verändern können. Das stimmt nicht! Solange man lebt und einigermaßen gesund ist, kann man immer etwas verändern, es gilt nur, sofort damit zu beginnen.

Schreiben Sie eine Liste, die Sie gut sichtbar irgendwo aufhängen, zum Beispiel am Kühlschrank. Oben sollten Begriffe wie Gesundheit, Liebe, Lebensfreude usw. stehen. Begriffe wie Erfolg, Reichtum, Anerkennung usw. sollten weiter unten zu finden sein. So haben Sie immer die Wertigkeit vor Augen.

Prostataleiden

Bei nahezu allen Männern vergrößert sich mit zunehmendem Alter die Prostatadrüse, weil sich Wucherungen in ihr bilden. Der Harnabfluss wird dadurch behindert und im fortgeschrittenen Stadium wird es fast unmöglich, die Blase ganz zu entleeren. Die Giftstoffe aus diesem Harnrest belasten vor allem die Nieren und das Herz. Im Anfangsstadium kann meistens sehr schnell Abhilfe geschaffen werden.

Wer bemerkt, dass sich seine Prostatadrüse vergrößert, sollte umgehend einen Andrologen oder Urologen aufsuchen. Er kann klären, ob sich ein bösartiger Tumor gebildet hat, und dann helfend eingreifen. Hier hilft schnelles Handeln, Leid zu vermeiden. Mit Phytosterolen (Pflanzenwirkstoffen) lässt sich das Problem meistens in den Griff bekommen. Sie wirken abschwellend auf die Drüse.

TIPP für Männer

Nehmen Sie unbedingt die angebotenen Vorsorgeuntersuchungen wahr!

Kalte Füße und Unterkühlung des Körpers müssen unbedingt vermieden werden. Feuchte Badehosen und der dauerhafte Genuss eiskalter Getränke in den Sommermonaten verschlechtern das Prostataleiden erheblich.

Bei Schwellungen kann zur Kühlung die Prostata mit Aloe-vera-Gel eingerieben und frische Gelstücke können auch ins Rektum eingeführt werden.

Dem Arzneikürbis wird eine positive Wirkung auf die Prostata nachgesagt. Allerdings sollte nur auf Produkte aus der Apotheke zurückgegriffen werden, denn nur die haben die nötige Dosis, um eine Wirkung zu erzielen.

Ansonsten wirkt Kürbiskernöl zum Anrichten frischer Salate unterstützend. Kürbiskerne schmecken zwar sehr lecker, sind aber sehr kalorienreich. Man kann sie abends beim Fernsehen gegen die üblichen Naschereien austauschen. Im Kürbiskernöl ist viel Vitamin E, Selen und Zink enthalten. Auch Roggenpollen wirken entzündungshemmend. Um den Harnfluss zu aktivieren, eignet sich Brennnesseltee.

Übergewicht

In unserer Wohlstandsgesellschaft ist Übergewicht schon bei Kindern anzutreffen. Welche verheerenden Folgen dieser Zustand für unsere Gesundheit haben kann, ist wissenschaftlich nachweisbar. Diese schädlichen Folgen sind besonders in der zweiten Lebenshälfte spürbar.

Übergewichtige haben ein erhöhtes Herzinfarktrisiko und einen Anstieg des Blutdrucks zu befürchten. Auch schleichendes Übergewicht im Laufe des Lebens hat negative Auswirkungen auf unsere Gesundheit. Bereits eine Gewichtszunahme von vier bis zehn Prozent erhöht das Infarktrisiko erheblich. Bei Männern, die im Laufe ihres Lebens mehr als ein Drittel zugenommen hatten, stieg das Risiko eines tödlichen Herzinfarkts sogar um das Dreifache an.

Außerdem wurden bei vielen dieser Männer ein Anstieg des Fettspiegels im Blut festgestellt sowie heftige Stoffwechselstörungen, Diabetes und Gallenleiden.

Die beste Medizin besteht immer in der Vermeidung von Erkrankungen, und zwar durch eine konstante gesunde Ernährung. Es kommt nicht von ungefähr, dass dieses Thema zurzeit in allen Medien so intensiv behandelt wird. Die Beschäftigung mit so genanntem *Functional Food* (Lebensmittel, die durch Zugabe bestimmter Nährstoffe/Zutaten so modifiziert wurden, dass sie spezifische gesundheitliche Nutzen beziehungsweise Vorteile erbringen) wird in Zukunft zunehmen. Hier besteht schon jetzt, ausgelöst durch den Wellness-Gedanken, ein großer Markt.

Ein zweiter wichtiger Faktor zur Gesundheit und Vorbeugung gegen Übergewicht ist die körperliche Bewegung. Ich stelle immer wieder fest, dass füllige Menschen sich immer sehr ungern bewegen. Man muss allerdings auch nicht gleich in den allgemeinen Fitnesswahn verfallen, und Sie müssen auch nicht nur noch Erdbeeren essen. Es ist das berühmte, etwas langweilig anmutende Mittelmaß, was uns am besten bekommt. Jeder sollte sich das aussuchen, wobei er noch Spaß empfindet und sich wohl fühlt.

Momentan taucht eine moderne Wortschöpfung immer häufiger auf, das so genannte »Dinner Cancelling«. Man verzichtet dabei auf das Abendessen und nimmt nur Flüssigkeit in Form von warmen Tees zu sich. Unser Organismus freut sich über weniger Belastung, dadurch ist er in der Lage, sich zu reinigen. Jeder sollte versuchen, einmal pro Woche ein »Dinner Cancelling« einzuhalten, bei Übergewicht sogar 2- bis 3-mal in der Woche. Das kostet zuerst etwas Überwindung, aber zur Qual sollte es auf keinen Fall werden.

Erkrankungen, die mit zunehmendem Alter auftreten können

Das Herz ist mehr als nur ein Organ. Unser Herz ist der Motor unseres Lebens. Das gilt für unseren physischen Körper wie auch für unsere Seele gleichermaßen.

Das Herz symbolisiert das Zentrum der Liebe. Mangelt es uns im Leben an Liebe, entstehen Gefühlsstörungen, die unser Herz belasten. Deshalb sollte bei allen Herzerkrankungen eine Harmonisierung der Gefühlsebene angestrebt werden. Wir kennen alle den Ausspruch »Es bricht mir das Herz«. Dieser Satz ist symbolisch gesehen wahr.

Herzerkrankungen

Herzerkrankungen sind heute zum Risikofaktor Nummer eins geworden. Männer waren bislang von schweren Herzerkrankungen häufiger betroffen als Frauen. Beruflicher Stress und ewig seinen Mann stehen zu müssen, belasten das Herz. Wenn sich dazu der tägliche blaue Dunst gesellt und die Ernährung ungesund ist, sind Herzerkrankungen geradezu vorprogrammiert. Da die »moderne Frau« von heute den Männern nacheifert, sowohl im Rauchen wie im Beruf, ist das Risiko bei Frauen, an einem Herzinfarkt zu erkranken, rapide angestiegen und liegt jetzt fast gleich mit den Männern.

Allerdings ist die weit verbreitete Meinung falsch, dass Herzinfarkt und Schlaganfall erst im späteren Alter auftreten. Es sind Männer in den vierziger Jahren, die am häufigsten betroffen sind. Deshalb möchte ich Ihnen die Geschichte von meinem Freund Collin erzählen:

Immer wenn ein Hauch von Patchouli in der Luft liegt, werde ich an meinen Freund Collin erinnert. Ich traf ihn eines Tages in der Bluesabteilung eines großen Plattenladens, wo ich regelmäßig die neusten CDs durchschaute. Collin war der Bluesfachmann schlechthin. Er kannte wirklich alles! Schnell kamen wir ins Gespräch und dabei stellte sich heraus, dass er jeden Sonntag eine Bluessendung bei einem privaten Hamburger Radiosender moderierte. Ich wurde zu seiner ständigen Hörerin und besuchte ihn oft im Laden. Manchmal mischte ich ihm seinen Lieblingsduft an und er trug ihn für die Arbeit immer bei sich.

Außer unserer Liebe für die Musik teilten wir noch eine andere Leidenschaft, das Lesen von Fantasy-Romanen. Collin war Engländer und las sie natürlich in seiner Muttersprache. Collin war vom Sternzeichen Krebs und wie die meisten Krebsmänner war er sehr seelenvoll. Wir sprachen über Gott und die Welt. Irgendwie entstand eine Seelenfreundschaft zwischen uns. Leider war Collin ein sehr, sehr starker Raucher. Eines Tages sagte ich scherzhaft zu ihm, dass ich ein Männerbuch plane und es eigentlich für Männer wie ihn schreiben möchte.

Er war etwas amüsiert über das Thema und meinte fröhlich: »Du, mir geht's doch gut!« Nicht lange nach diesem halbernsten Gespräch wurde es todernst. Im Frühjahr 2001 erlitt Collin auf dem Weg zu seiner Sendung in der S-Bahn einen Herzinfarkt, an dem er verstarb. Er wurde nur knapp 46 Jahre alt. Collin hinterließ eine Frau und vier kleine Kinder.

Herzinfarkt

Der Herzinfarkt wird meistens durch den Verschluss eines Herzkranzgefäßes ausgelöst. Teile des Herzmuskels können dadurch nicht mehr mit Blut versorgt werden und sterben allmählich ab. Ein Herzinfarkt ist ein lebensbedrohlicher, akuter Notfall und muss sofort von einem Notarzt und anschließend im Krankenhaus versorgt werden!

Am Beispiel meines Freundes Collin lässt sich gut erkennen, welche Ursachen zu Grunde liegen: Vollzeitjob. Nach Feierabend fast jeden Abend in einem Konzert. Sonntags eine eigene Sendung, die viel Vorbereitungszeit kostet. Eine Familie mit vier kleinen Kindern. Mit anderen Worten: Stress ohne Ende. Raubbau am Körper, der sich eines Tages unerwartet rächt. Die Hauptursache war aber sicher der starke Zigarettenkonsum.

Hören Sie auf Ihren Körper, wenn er Signale aussendet und Sie damit auffordert, kürzer zu treten.

APO A1 Milano

Hinter diesem seltsam klingenden Namen verbirgt sich viel Hoffnung und ein spezielles Mittel zur Verhinderung von Herzinfarkt.

In dem italienischen Ort Limone am Gardasee wurde die unglaubliche Entdeckung gemacht, dass dort nie jemand an Herzinfarkt erkrankt. Die alteingesessenen Bewohner leiden seit jeher an einer Genmutation, für die ein spezielles Protein verantwortlich ist. Dieses spezielle Protein verhindert die Ablagerung von Cholesterin an den Gefäßwänden, darum können diese nicht verstopfen. In Detroit ist es jetzt gelungen, dieses Protein synthetisch herzustellen. In einer Testreihe wurde festgestellt, dass die vorhandenen Cholesterinablagerungen bei den Probanten innerhalb von sechs Wochen um 30 Prozent zurückgegangen waren.

Übrigens, Mediziner empfehlen zur Vorbeugung 1- bis 2-mal pro Woche Fisch zu essen wegen der darin enthaltenen Omega-3-Fettsäuren. Nur bei speziellen Darmerkrankungen wie Morbus Crohn oder Fettresorptionsstörungen empfiehlt es sich, vorher den behandelnden Arzt um Rat zu fragen.

Herzschwäche

Bei einer vorliegenden Herzschwäche ist es dem Herzen nicht mehr möglich, die Blutzirkulation ausreichend aufrechtzuerhalten. Das geschwächte Herz pumpt zu wenig Blut in die Arterien und nimmt zu wenig Blut aus den Venen auf. In den Venen entsteht ein Blutstau. Eine Herzschwäche kann oft die Folge von Bluthochdruck, Herzklappenfehlern, Infarkten, zu viel Cholesterin im Blut oder Arteriosklerose sein. Meistens hat Herzschwäche aber, wie andere Herzerkrankungen, psychische Ursachen.

TIPP für Männer und Frauen

Die sonnenaktiven Inhaltsstoffe der Spirulina-Alge sind für Körper und Seele eine große Stärkung.

Herzschmerzen

Herzschmerzen können vielfältige Ursachen haben. Die Schmerzen sind mal stechend oder können krampfartig wahrgenommen werden. Zusätzlich zur therapeutischen Behandlung des Arztes sollte eine herzstärkende Ernährung erfolgen. Kürbisprodukte sind sehr zu empfehlen. Zur äußeren Anwendung können Sie sich aus 20 ml Aloe-vera-Öl, 2 Tropfen ätherischem Zimtöl und 2 Tropfen ätherischem Rosmarinöl ein Massageöl anmischen.

Reiben Sie mit dieser Mischung den Brustbereich einschließlich Schulter und Arm ein. Dadurch wird das Gewebe gelockert und Verspannungen lösen sich. Das subjektive Schmerzempfinden verbessert sich.

Herzmuskelschäden

Herzmuskelschäden werden meistens durch Bluthochdruck, auch durch erheblichen Kaliummangel herbeigeführt. Dieser Mangel wird durch starkes Rauchen noch verstärkt.

Herzrhythmusstörungen

Herzrhythmusstörungen können durch seelischen Druck ausgelöst werden. Es ist der nervöse Menschentyp, der dazu neigt. Es kann sich dabei aber auch um Folgeerscheinungen etwa von einer vorliegenden Unterzuckerung oder zu hohem Blutdruck handeln.

Kreislaufschwäche

Unser Kreislauf ist ein sehr empfindliches System, das auf alle seelischen und körperlichen Störungen sofort reagiert. Deshalb sind sowohl Kummer und Stressmomente wie auch organische Krankheiten Verursacher von Kreislaufstörungen. Hier muss zuerst die Hauptursache behandelt werden, um die Beschwerden in den Griff zu bekommen.

TIPP für Männer und Frauen

Sorgen Sie dafür, dass Anspannung und Entspannung einander abwechseln.

Durchblutungsstörungen

Wenn es im Blutkreislauf zu Störungen kommt, verengen sich die Blutgefäße und ein normaler Blutfluss ist nicht mehr gewährleistet.

TIPP für Männer und Frauen

Neben trockenen Bürstenmassagen können Sie sich ein durchblutungsförderndes Massageöl anmischen.

Massageöl

10 ml Algenöl, 10 ml Schwarzkümmelöl, 10 ml Mandelöl, 5 Tropfen ätherisches Rosmarinöl, 5 Tropfen Zimtöl, 5 Tropfen Teebaumöl, 5 Tropfen Zypressenöl

Alle Zutaten miteinander vermischen und täglich morgens und abends den Körper damit einreiben. Sofort danach Hände waschen!

Schlaganfall

Rund 350 000 Deutsche erleiden jährlich einen Schlaganfall. Davon sind inzwischen 15 Prozent jünger als 45 Jahre. 80 Prozent aller Schlaganfälle werden durch Durchblutungsstörungen im Gehirnbereich ausgelöst. Ein erhöhtes Risiko besteht bei Bluthochdruck, Diabetes mellitus, erhöhtem Cholesterinspiegel, starkem Rauchen und Herzerkrankungen.

Die Symptome eines Schlaganfalls treten meistens sehr plötzlich auf. Typisch sind halbseitige Lähmungen, Gefühls-, Sprach- und Sehstörungen. Bluthochdruck verursacht etwa 70 Prozent aller Schlaganfälle bei Menschen über dem 65. Lebensjahr. Auch länger andauernde Stress-Situationen begünstigen einen plötzlichen Schlaganfall.

Um keine bleibenden Schäden zurückzubehalten, muss der Schlaganfall so schnell wie möglich von einem Notarzt, anschließend in einer so genannten Stroke Unit (Spezialstation für Schlaganfall) behandelt werden. Jeder fünfte Betroffene stirbt einen Monat nach dem Hirninfarkt und jeder Dritte bleibt behindert. Deshalb ist es wichtig, Schlaganfallpatienten frühzeitig in einer Rehaklinik zu betreuen.

Nicht nur wer zur Risikogruppe zählt, sollte auf das Rauchen gänzlich verzichten. Rauchen verengt die Gefäße und fördert Kalkablagerungen an den Herzkranzgefäßen.

Bluthochdruck sollte unbedingt behandelt werden und den Wert von 140/85 nicht wesentlich überschreiten. Vorteilhaft ist ein leichtes körperliches Training.

Natürliche Gefäßschützer sind zum Beispiel: Artischocken, Kohl, Brokkoli, Omega-3-Fettsäuren (in Seefisch), pflanzliche ungesättigte Fette.

Krebs

Obwohl in der westlichen Welt Krebs die zweithäufigste Todesursache ist, hat man bis heute kein endgültiges Heilmittel gegen Krebs entdeckt. Eine Erkenntnis scheint aber gesichert zu sein: Eine wesentliche Rolle zur Entstehung von Krebs spielt eine ungesunde vitalstoffarme Ernährung. Forscher haben festgestellt, dass etwa 35 Prozent aller Krebserkrankungen auf eine lebenslange Fehlernährung zurückzuführen sind.

In den letzten 20 Jahren untersuchten Wissenschaftler verschiedene Nahrungsmittel auf ihre Eignung als mögliches Abwehrmittel gegen Krebs. Dabei wurde festgestellt, dass Personen, die große Mengen an Früchten und Gemüse essen, seltener an bestimmten Krebsarten wie Magen-, Darm-, Brust-, Gebärmutter-, Hoden- und Prostatakrebs erkrankten.

In mehreren US-Studien wurde beobachtet, dass ein Zusammenhang besteht zwischen einem hohen Gehalt an Vitamin A und Betacarotin, wie er in vielen Frucht- und Gemüsesorten zu finden ist, und einer geringeren Wahrscheinlichkeit, an Lungenkrebs zu erkranken. Das gilt allerdings nicht bei Rauchern, da eine Betacarotingabe bei Rauchern das Krebsrisiko erhöht. Nach Meinung vieler Wissenschaftler wird Krebs durch vorhandene Freie Radikale ausgelöst.

Entscheidend für den Krankheitsverlauf ist die Aktivierung der körpereigenen Abwehrkräfte. Das Institut für Immunologie in Heidelberg unternahm vor einiger Zeit eine Versuchsreihe, um die Spirulina-Alge auf ihre immunstimulierende Wirkung zu testen. Dabei zeigte sich, dass Spirulina tatsächlich in der Lage ist, Fresszellen zu aktivieren, welche die schädlichen Krebszellen vernichten. Für diese Anti-Krebs-Wirkung spielen wahrscheinlich vor allem die beiden

Pflanzenfarbstoffe Betacarotin und Phycocyanin eine wesentliche Rolle.

In den USA machte man die gleiche Erfahrung mit Aloe-vera-Saft. Die Studien haben gezeigt, dass Aloe-vera-Saft in der Lage ist, die T-Killerzellen zu vermehren und zu aktivieren. Eine zusätzliche Vermehrung der Antikörper bildenden T-Zellen wurde erreicht. Die Inhaltsstoffe des Saftes können helfen, Geschwülste und tote Zellen abzubauen. Die Bildung neuer gesunder Zellen und die Knochenmarkfunktion werden angeregt.

Diese ermutigenden Ergebnisse bedeuten allerdings nicht, dass man nur mit diesen Nahrungsergänzungsmitteln den Krebs heilen kann, aber zur Vorbeugung und als Begleitbehandlung zur schulmedizinischen Therapie bieten diese wirkungsvollen Naturmittel eine echte zusätzliche Hilfe. Am wichtigsten scheint zu sein, die Immunabwehr und die körpereigenen Reparaturmechanismen nicht zu schwächen: nicht rauchen, wenig Fett, wenig Alkohol, viel Bewegung, Entspannung und erholsamer Schlaf.

Ein akutes Krebsleiden gehört aber immer in die Hand des Arztes!

Die heutigen Therapien zielen darauf ab, das Wachstum von Krebszellen zu verhindern. Dies geschieht durch Operation, Chemo- und/oder Strahlentherapie. Diese Maßnahmen belasten allerdings das Immunsystem oft in erheblicher Weise.

Glaubt man den Medizinern, so gibt es heute gute Chancen, den Krebs zu heilen, sofern er rechtzeitig diagnostiziert worden ist. Das bedeutet aber auch, dass der Betroffene verantwortungsvoll handelt und die nötigen Vorsorgeuntersuchungen wahrnimmt. In meinem Bekanntenkreis musste ich leider immer wieder erleben, dass die beginnenden Anzeichen erstmal verdrängt wurden. Alle hatten eines gemeinsam: Sie gingen sehr lieblos mit sich und ihrem Körper um.

Hier müsste eigentlich schon eine Hilfestellung erfolgen, denn eine Erkrankung, welcher Art auch immer, zeigt auch an, dass wir im Inneren nicht heil sind. Die Seele sucht sich stets einen Weg, ungelöste Konflikte deutlich zu machen. Das geschieht meistens auf der körperlichen Ebene. Solange die Medizin versucht, diese Symptome nur mit radikalen äußeren Maßnahmen in den Griff zu bekommen, wird eine echte Heilung nicht erreichbar sein.

Lungenkrebs

Der Lungenkrebs ist die häufigste bösartige Erkrankung des Mannes. Die Frauen ziehen allerdings bedauerlicherweise nach. Über 90 Prozent aller Erkrankungen sind auf das Zigarettenrauchen zurückzuführen. Trotz der vielen Aufklärungskampagnen sind die meisten Raucher nicht bereit, auf ihren Nikotingenuss zu verzichten.

Die Beschwerden beim Lungenkarzinom sind fast identisch mit denen eines gewöhnlichen Raucherhustens. Deshalb wird diese Krebsart meistens zu spät erkannt. Nur bei einem sehr kleinen Tumor besteht durch eine operative Entfernung dauerhaft Aussicht auf Heilung.

Die Diagnose erfolgt durch eine Bronchoskopie, wobei aus dem tumorverdächtigen Bereich Gewebeproben entnommen werden, die anschließend mikroskopisch untersucht werden. Auch durch Röntgen der Lunge kann ein Karzinom festgestellt werden. Über die entsprechenden therapeutischen Maßnahmen entscheidet die Schwere der Erkrankung.

Wenn Sie Raucher sind, sollten Sie sofort mit dem Rauchen aufhören. Nach 15 Jahren Abstinenz ist Ihr Lungenkrebsrisiko wieder so hoch beziehungsweise niedrig wie bei einem lebenslangen Nichtraucher.

Darmkrebs

Darmkrebs ist die zweithäufigste Krebserkrankung des Mannes. In 90 Prozent der Fälle tritt er erst nach dem 50. Lebensjahr auf. Besonders in den Industrieländern ist ein stetiger Anstieg zu verzeichnen.

Darmkrebs entsteht in der Regel aus zunächst harmlosen Schleimhautwucherungen, die sich oft erst nach Jahren in bösartige Tumore verwandeln. Daher ist eine rechtzeitige Vorsorgeuntersuchung der beste Schutz. Die Krankenkassen haben das Problem erkannt und bieten als Vorsorge die kostenlose Darmspiegelung ab dem 50. Lebensjahr an. Der Darmkrebs ist deshalb so gefährlich, weil er sich in späteren Stadien in Leber, Lunge und Gehirn ausbreiten kann.

Gerade für die Darmabwehr ist es von immenser Wichtigkeit, dass Sie sich gesund ernähren. Viel ballaststoffreiche Kost und rohes

Gemüse. Achten Sie auf Schleim und Blut im Stuhl. Bei ständigem Durchfall oder Verstopfung bitte sofort zum Arzt!

Um den Darm intakt zu halten, empfiehlt sich hin und wieder eine Kur mit Aloe-vera-Saft.

Haben Sie keine Angst vor einer Darmspiegelung. Sie bekommen eine Spritze und spüren kaum etwas. Für sensible Gemüter gibt es die Möglichkeit einer Vollnarkose.

Prostatakrebs

Bei Männern steht der Prostatakrebs in der Sterblichkeitsrate an dritter Stelle. Er tritt meistens erst nach dem 50. Lebensjahr auf. Die Heilungschancen sind jedoch sehr gut, sofern er rechtzeitig behandelt wird.

Die Ursachen sind bislang nicht endgültig bekannt. Man vermutet, dass die männlichen Geschlechtshormone hierbei eine Rolle spielen und zusätzlich Veranlagung und Umweltfaktoren mitverantwortlich für eine Entstehung des Prostatakrebses sind. Im Frühstadium bestehen in der Regel keine Beschwerden. Später zeigen sich fast die gleichen Symptome wie bei der Prostatavergrößerung: erschwertes Wasserlassen, abgeschwächter Harnstrahl, Nachtröpfeln usw.

Bei allen Krebsarten, so auch beim Prostatakrebs, können im fortgeschrittenen Stadium die Krebsgeschwüre Metastasen bilden und sich in andere Organe ausbreiten. Dieser Umstand macht den Krebs so gefährlich. Bei vernünftiger Lebensführung und regelmäßige Vorsorgeuntersuchungen in der zweiten Lebenshälfte müssen Sie sich aber keine übertriebenen Sorgen machen.

Magenkrebs

Von allen Krebserkrankungen liegt der Magenkrebs in Deutschland auf Platz fünf. Allerdings zeigt sich in den letzten Jahren eine leichte Rückläufigkeit. Das typische Erkrankungsalter liegt jenseits der fünfzig. Wie bei den meisten Krebsarten sind genetische Faktoren an der Entstehung beteiligt. Beim Magenkrebs haben auffällig viele Betroffene die Blutgruppe A.

Die Entstehung von Magenkrebs wird durch scharf gewürzte und nitrathaltige Speisen noch gefördert. Nitrat ist vorwiegend in geräucherten und stark gesalzenen Wurst- und Fleischsorten enthalten. Durch bakterielle Umwandlung entstehen aus Nitraten im Magen-Darm-Trakt die krebserregenden Nitrosamine.

Menschen, die häufig an Magenschleimhautentzündung leiden, sind besonders anfällig für Magenkrebs.

Die Symptome eines Magenkarzinoms sind im ersten Stadium kaum von denen einer Magenverstimmung zu unterscheiden. Erst wenn die Krankheit weiter fortgeschritten ist, zeigen sich deutlichere Beschwerden wie Gewichtsabnahme, ständige Mattigkeit und Fieber.

Um einen Magenkrebs erkennen zu können, lässt man durch einen Facharzt eine Magenspiegelung machen. Ein Spezialist benötigt dafür zwischen fünf und zehn Minuten. Man bekommt eine kleine Spritze, die eine milde Schläfrigkeit bewirkt, ohne wirklich zu betäuben. Danach kann eine gezielte Diagnose und Behandlung erstellt werden.

Wer zu Magenproblemen neigt, sollte regelmäßig und rechtzeitig einen Arzt konsultieren. Eine magenfreundliche Kost sollte nach Absprache mit dem Arzt unbedingt eingehalten werden. Alkohol und Nikotin sind unbedingt zu meiden! Auch seelische Probleme können auf den Magen schlagen!

TIPP für Männer und Frauen

Stärken Sie Ihre Immunabwehr mit Aloe-vera-Saft.

Osteoporose

Osteoporose bedeutet »poröse Knochen« und ist eine altersbedingte Erkrankung. In Deutschland leiden etwa fünf Millionen Frauen und zwei Millionen Männer unter Osteoporose. Ausgelöst wird der Knochenschwund durch Kalziummangel, zu wenig Bewegung und bei Frauen durch Östrogenmangel. Letzteres wird allerdings wissenschaftlich noch kontrovers diskutiert. Der Knochen ist ein äußerst stoffwechselaktives Gewebe. Kalzium ist einer der wichtigsten Knochenbausteine. Ein Mangel führt zur Brüchigkeit der Knochen und letztlich zum Schwund.

Nikotin und Alkohol hindern den Darm an einer normalen Kalziumaufnahme und schaden so den Knochen. Auch entzündliche

Darmerkrankungen, wie zum Beispiel Morbus Crohn, können durch die mangelnde Resorptionsfähigkeit des Darms zu Osteoporose führen.

Für Männer und Frauen gilt gleichermaßen, dem Körper eine gesunde Ernährung mit Kalzium, etwa 1000 bis 1500 mg täglich, Vitamin D und Fluorid zuzuführen. Frauen bekommen meistens Östrogene, aber auch beim Mann kann eine Osteoporose mit dem Hormon Testosteron sinnvoll behandelt werden. Bei fortgeschrittener Osteoporose ist eine medikamentöse Behandlung nötig. Inzwischen gibt es sehr gute Präparate, die die Nebenwirkungen in Grenzen halten. Der kräftigste Reiz gegen Osteoporose ist und bleibt regelmäßige Bewegung.

TIPP für Frauen und Männer

Die einzige Möglichkeit, eine Diagnose über eine Erkrankung der Knochen zu bekommen, ist die Messung der Knochendichte. Diese wird leider nicht von den gesetzlichen Krankenkassen bezahlt. Zurzeit kostet die Untersuchung etwa 40,– €.

Kreisrunder Haarausfall

Seit jeher zählen schöne, gesunde Haare zum idealen Schönheitsbild des Menschen. In früheren Zeiten galten Haare als Symbol der Macht. Gefangenen wurde deshalb auch zuerst der Kopf kahl geschoren, um ihnen zu zeigen, dass sie ohne Macht und Rechte waren.

Deshalb leiden gerade Männer besonders intensiv, wenn sie schon in jungen Jahren zur Glatzenbildung neigen. Man sagt auch, was der Hängebusen bei der Frau, ist die Glatze beim Mann. Beides vermindert das Selbstbewusstsein und den Sexappeal. Nur wer eine Sonderstellung in der Gesellschaft einnimmt wie ein Schauspieler etwa, scheint trotz Kahlkopf nichts an seiner Anziehungskraft einzubüßen. Es scheint sogar das Gegenteil der Fall zu sein, denn sie werden über andere Merkmale wahrgenommen. Beim normalen Mann von der Straße funktioniert das eher nicht.

Deshalb ist die Pharmaindustrie seit Jahren eifrig am Werk, endlich ein zuverlässiges Mittel gegen Haarverlust beim Mann zu entwickeln, denn nicht jeder ist in der Lage, die aufwändige Prozedur einer Haarverpflanzung auf sich zu nehmen.

Die meisten auf dem Markt befindlichen Mittel halten allerdings wenig von dem, was die Werbung verspricht.

Im Gegensatz zum einfachen Haarausfall, dem meistens behebbare Störungen zu Grunde liegen, gelingt eine erfolgreiche Behandlung beim kreisrunden Haarausfall (Alopezia areata) äußerst selten. Allerdings zeigt sich seit kurzem ein kleiner Hoffnungsschimmer am Horizont. *Propecia* heißt das Zauberwort und an namhaften Beispielen hat sich gezeigt, dass begründete Hoffnung besteht, dass das Mittel tatsächlich wirkt.

Propecia ist ein Mittel, das ursprünglich für die Prostata entwickelt wurde. Es enthält den Hormonblocker *Finasterid*. Bei vielen Patienten, die wegen eines Prostataleidens mit dem Wirkstoff Finasterid behandelt wurden, stellte sich heraus, dass gleichzeitig vorhandener Haarausfall gestoppt wurde und in einigen Fällen sogar der Haarwuchs wieder in Gang kam. Studien ergaben, dass bei 85 Prozent der Probanden der Haarausfall gestoppt werden konnte, und bei 66 Prozent wuchsen neue Haare nach.

Das Mittel wirkt allerdings nur, solange es eingenommen wird. Wird es abgesetzt, treten die alten Probleme wieder in Erscheinung. Außerdem wirkt es nur bei bestimmten Personengruppen, nämlich denen, die unter erblich bedingten Haarausfall leiden.

Das Medikament ist verschreibungspflichtig. Abgesehen davon, dass das Produkt bei Frauen nicht wirkt, dürfen sie dieses Präparat nicht einnehmen, da es sich um einen männlichen Hormonblocker handelt.

Zum Vorbeugen und zur Behandlung kann man von innen etwas tun, indem man sich vitalstoffreich ernährt. Die tägliche Aufnahme von genügend Vitaminen und Spurenelementen trägt dazu bei, den Organismus optimal zu versorgen. Fehlernährung dagegen erzeugt eine Unterversorgung der Kopfhaut, der Gefäße und somit der Haare. Starkes Rauchen erzeugt auch hier eine nachteilige Wirkung, denn es verengt die Gefäße und die Durchblutung ist gestört.

Äußerlich kann die Durchblutung mit einer fünfminütigen Kopfhautmassage angeregt werden. Die regelmäßige Verwendung von Aloe-vera-Saft kräftigt das Haar zusehends.

Schlafapnoesyndrom

Erst seit einigen Jahren wird dieses Krankheitsbild wirklich ernst genommen, weil inzwischen festgestellt wurde, welche Folgen die Schlafapnoe herbeiführen kann. Besonders Männer im reiferen Alter sind davon betroffen.

Es geht um das nächtliche Schnarchen mit zusätzlichen Atemaussetzern. Letztere machen die Krankheit so gefährlich. Die Betroffenen selbst merken nur selten, dass sie während des Schlafes beängstigende Atempausen machen. Es sind die Partner, die nicht nur durch das laute Schnarchen aufwachen, sondern diese Atempausen auch beobachten können.

Wenn der Mensch auf dem Rücken liegt, kommt es naturgemäß dazu, dass die Zunge während des Schlafes nach hinten rutscht. Kommt es dann zusätzlich zu einer Erschlaffung der Rachenmuskulatur, fallen die Weichteile in sich zusammen und verstopfen den hinteren Rachenraum. Somit kann die eingeatmete Luft nicht mehr in die Luftröhre gelangen, und es kommt zu einem Sauerstoffabfall im Blut. Das Herz- und Kreislaufsystem reagiert gegen die drohende Erstickungsgefahr, indem es den Herzschlag verlangsamt. Nachdem das Gehirn alarmiert ist, erfolgt ein kurzzeitiges Erwachen, was dazu führt, dass sich der verlangsamte Herzschlag plötzlich erhöht und auch der Blutdruck steigt.

Durch diese Wechselbeziehung, die mehrmals in der Nacht auftritt, wird das Herz- Kreislaufsystem übermäßig belastet. Dies kann zu hohem Blutdruck, Herzrhythmusstörungen und Herzschwäche führen.

Die Ursachen für das Schlafapnoesyndrom resultieren aus verschiedenen Faktoren. Dazu gehören Übergewicht, Alkoholkonsum vor dem Schlafengehen, hoher Blutdruck, Einnahme von Schlafmitteln, unregelmäßiger Schlafrhythmus sowie körperliche Untrainiertheit.

Wer unter einem Schlafapnoesyndrom leidet, tut gut daran, seine Gewohnheiten zu überprüfen und eventuell zu verändern. Das bedeutet, keinen Alkohol am Abend, geregelter Schlafrhythmus, Gewichtsreduzierung und keine Schlafmittel. Bei Schlafstörungen sollten zunächst alte Hausmittel ausprobiert werden (zum Beispiel heiße Milch mit Honig, Baldrian).

Bei einem Schlafapnoesyndrom sollte ein Lungenfacharzt aufgesucht werden. Der kann durch ein tragbares Schlaflabor feststellen, ob ein Schlafapnoesyndrom vorliegt. Wenn das Ergebnis dann noch nicht zufrieden stellend ist, bleibt die Möglichkeit, in einem stationären Schlaflabor überwacht zu werden, um dann die richtige Therapie einzuleiten. Es besteht die Möglichkeit der medikamentösen Behandlung. Manche Ärzte raten zu einer Operation des Gaumensegels. Auch eine Atemmaske kann sehr nützlich sein. Das dort angeschlossene Gerät produziert einen konstanten Luftstrom, der der Erschlaffung der Atemwege entgegenwirkt. Allerdings ist diese Maßnahme zu Beginn der Behandlung sehr gewöhnungsbedürftig. Auf alle Fälle muss dieses Syndrom ernst genommen werden.

Morbus Alzheimer

Unser Gehirn unterliegt, wie alle anderen Organe auch, einem natürlichen Alterungsprozess. Mit zunehmendem Alter lässt die Merkfähigkeit erheblich nach. Wir sollten daher rechtzeitig beginnen, unser Gehirn zu trainieren (mehr dazu im Kapitel »Gehirnjogging«). Geht der Verlust des Gedächtnisses allerdings über das übliche Maß hinaus, kann es zum ernsthaften Krankheitsbild kommen, dem Morbus Alzheimer.

Leider gibt es bislang keine echte medizinische Hilfe. Die meisten Alzheimer-Betroffenen werden früher oder später in einer Pflegeeinrichtung untergebracht. Leider herrscht bei den Medizinern noch keine endgültige Klarheit darüber, wodurch Alzheimer entsteht. Wissenschaftler haben herausgefunden, dass Alzheimer-Patienten vermehrte Eiweißablagerungen im Gehirn aufwiesen. Als gesichert gilt außerdem, dass der Botenstoff *Acetylcholin* in den Gehirnen von Alzheimer-Patienten vermindert ist.

Im Jahre 1994 machte der amerikanische Mediziner Viktor Handersen folgende Entdeckung: Frauen, die zur Vorsorge gegen Osteoporose oder gegen Wechseljahre-Beschwerden regelmäßig Östrogene einnahmen, wiesen ein um 40 Prozent geringeres Erkrankungsrisiko für Alzheimer auf. In Tierversuchen an Ratten fand man heraus, dass bei Östrogengaben genau die Nervenzellen in den Regionen stimuliert wurden, die für die Auslösung der Alzheimer-Krankheit verantwortlich sind.

Östrogene haben aber noch eine wichtige Wirkung auf das Gehirn. Sie regen die Bildung eines Enzyms an, das wiederum den Botenstoff *Acetylcholin* herstellt.

Bei Männern wird Östrogen vom Gehirn in das männliche Hormon Testosteron umgewandelt. Das mag auch der Grund dafür sein, dass Männer seltener an Alzheimer erkranken als Frauen, dennoch sind auch sie nicht davor geschützt.

Sich wohl fühlen in der zweiten Lebenshälfte

Die richtige Ernährung

Obwohl unser Nahrungsangebot heute riesig und vielfältig ist, gibt es erstaunlicherweise mehr Mangelerscheinungen durch einseitige Ernährung als in Zeiten des sparsamen, aber bewussten Umgangs mit Nahrung.

Tägliche Schreckensmeldungen der Medien über Schadstoffe in unseren Lebensmitteln lassen uns beinahe resignieren, weil wir kaum noch unterscheiden können, was gesund ist und was nicht. Lebensmittel werden heute gentechnisch manipuliert und lösen oft Allergien aus, die dann schwer zu beheben sind.

Unser Körper benötigt zum Leben Vitalstoffe, die sich aus Eiweißen, Mineralien, Spurenelementen, Vitaminen, Enzymen, Lipiden und Fetten zusammensetzen. In einer gesunden Nahrung sind all diese Vitalstoffe zu finden.

Aus angeblichem Zeitmangel greifen viele Menschen, insbesondere Männer, zu toten Nahrungsmitteln, sprich Currywurst und Pommes mit Majo.

Was aber sind eigentlich Lebensmittel? Der Name verrät es uns schon. Es sind Mittel, die wir zum Leben benötigen. Es ist der Treibstoff, der den Lebensmotor in Bewegung hält. Nicht alles, was satt macht, enthält die dafür benötigte richtige Mischung.

Die Folge sind Mangelerscheinungen, die auf Dauer den Organismus schwächen. Ist das Immunsystem erst mal gestört, wird der Körper krank.

Die Werbung verspricht uns, dass wir mit synthetisch hergestellten Stoffen die Mangelerscheinungen beheben könnten. Das ist aber nur bedingt der Fall. Um Vitamine und Co. wirklich verwerten zu können, benötigen wir die sekundären Pflanzenstoffe. Diese sind in den meisten Pillen aber gar nicht enthalten.

Sekundäre Pflanzenstoffe

In den letzten Jahrzehnten haben Wissenschaftler tausende von chemischen Substanzen gefunden und sie in mühevoller Kleinarbeit analysiert. Um sie von den primären Pflanzenstoffen zu unterscheiden, die dem Stoffwechsel der einzelnen Pflanze dienen, gab man ihnen den Sammelbegriff »sekundäre Pflanzenstoffe«.

Die primären Pflanzenstoffe setzen sich aus Eiweißen, Fetten und Kohlehydraten zusammen und wirken nährend.

Die sekundären Pflanzenstoffe hingegen sind aus sehr vielen unterschiedlichen chemischen Verbindungen zusammengesetzt und haben eine pharmakologische Wirkung. Die ursprüngliche Aufgabe dieser sekundären Stoffe war eigentlich, die Pflanze vor schädlichen Angriffen aus der Umwelt zu schützen. Sie stärken den Abwehrmechanismus der Pflanzen. Irgendwann stellten die Wissenschaftler fest, dass wir durch die Nahrungszufuhr dieser Pflanzen das Schutzsystem auch für unseren menschlichen Organismus nutzen können.

Man fand heraus, dass sekundäre Pflanzenstoffe Antioxidantien beinhalten und so Zell-Entartungen, wie es bei Krebs geschieht, verhindern. Gesunde Zellen leben länger, das heißt, sie wirken auch dem Alterungsprozess entgegen. Eine weitere wichtige Eigenschaft der Bioaktivstoffe in den Pflanzen ist die immunstärkende Wirkung.

Sekundäre Pflanzenstoffe finden sich nur in bestimmten Pflanzen. Zu diesen Sekundärstoffen gehören auch die Farb- und Duftstoffe von Früchten und Blüten. Durch den Gehalt an *Chlorophyll* und *Betacarotin* sowie das *Lycopin* in Tomaten sind grüne und orange-rote Obst- und Gemüsesorten besonders wertvoll.

Darüber hinaus enthält unsere Pflanzennahrung aber noch weitere potente Wirkstoffe. Sogar Hormone, auch als Phytohormone bekannt, sind in den Pflanzen enthalten oder Stoffe, die eine Hormonbildung in unserem Körper bewirken. Diese können sich positiv auf unseren Cholesterin- und Blutzuckerspiegel auswirken sowie auf zu hohen Blutdruck.

Sie merken also, Gesundheit kann man essen! Am besten natürlich von Kindesbeinen an, umso stärker ist Ihr Körper vor Krankheitserregern geschützt. Wer aus gesundheitlichen Gründen kein Obst und Gemüse verträgt, hat trotzdem die Möglichkeit, diese sekundären Pflanzenstoffe aufzunehmen, und zwar mithilfe von Nahrungsergänzungsmitteln. Allerdings muss man auch hier die Spreu vom Weizen trennen, deshalb stelle ich Ihnen die wichtigsten Produkte vor.

Aloe vera

Der Aloe-vera-Saft ist ein ideales Nahrungsergänzungsmittel mit sekundären Pflanzenstoffen und vielen Mineralien, Enzymen, Vitaminen und anderen positiv wirkenden Inhaltsstoffen. Der Hauptwirkstoff ist das *Acemanan*, das sich in die Zellmembran einlagert und dort schützend wirkt gegen Viren, Bakterien, Parasiten und Strahlenbelastung. Es wirkt direkt auf das Immunsystem und aktiviert es im Bedarfsfall, stärkt den Zellstoffwechsel und hilft so, den Alterungsprozess der Zellen zu verhindern.

Deshalb hatte man sich die positiven Eigenschaften der Aloe vera zuerst in kosmetischen Produkten zu Nutze gemacht, um die Hautalterung zu verlangsamen. Aloe vera hat eine regenerierende, zellerneuernde und feuchtigkeitsspendende Wirkung. Auch bei Verbrennungen bietet die Aloe vera schnelle Heilungserfolge.

Aloe-vera-Saft können Sie in Reformhäusern und Apotheken bekommen. Es sollte sich um die reine Aloe vera barbardensis miller handeln, möglichst aus biologischem Anbau. Das hat seinen Preis.

Zur täglichen Nahrungsergänzung sollten Sie etwa 30 ml Aloe-vera-Saft verwenden. Sie können den Saft pur oder mit Fruchtsäften trinken. Ein Nahrungsergänzungsmittel ist kein Medikament und kann ohne Bedenken über einen langen Zeitraum verwendet werden.[1]

Spirulina

Die Spirulina-Alge ist etwas ganz Besonderes. Sie hat die meisten wertvollen Inhaltsstoffe. Sie enthält alle notwendigen Aminosäuren sowie essentielle Fettsäuren, Mineralien, Vitamine, Chlorophyll und andere Farbstoffe, die als Radikalfänger so wichtig sind. Spirulina wirkt im Gegensatz zu vielen anderen Nahrungsmitteln basisch und gleicht eine Übersäuerung im Körper aus. Sie hat stark entgiftende Eigenschaften und ist im Gegensatz zu anderen Meeresalgen fast jodfrei.

[1] Wenn Sie mehr über Aloe vera erfahren möchten, empfehle ich Ihnen meinen Ratgeber: Aloe vera. Heilen, pflegen, bewusster leben. Krummwisch (Königsfurt Verlag) 2003.

Forscher sind dabei, Spirulina als Nahrungsmittel der Zukunft zu entdecken und zu verwerten. Man könnte damit Mangelerscheinungen in den Hungergebieten der Welt vollkommen beheben, zumal Spirulina gerade dort sehr gut gedeiht.

Die NASA experimentiert schon seit vielen Jahren damit, Spirulina als Vollnahrung im All einzusetzen.

Ich selbst habe mit Spirulina und Aloe vera in Kombination sehr gute Erfahrungen gemacht. Ich litt über 20 Jahre an Mangelerscheinungen der nötigsten Vitalstoffe. Durch meine Darmerkrankung Morbus Crohn kann ich Obst und Gemüse nicht mehr vertragen. Meine Laborwerte waren immer katastrophal, bis ich Aloe vera und Spirulina für mich entdeckte. Gerade durch den Zellschutzeffekt der beiden Nahrungsergänzungsmittel sind sie ideal für die zweite Lebenshälfte. Eine Tagesdosis liegt bei etwa 4 bis 6 Tabletten.

Übersäuerung

Übersäuerung ist heute ein großes Problem unserer ungesunden Ernährungsweise. Säuren sind Schlacken, die hauptsächlich im Binde- und im Fettgewebe abgelagert werden. Dadurch entstehen Stauungen im Blutkreislauf und der Lymphe. Die Sauerstoffversorgung des Gewebes nimmt ab und die Zellen sind unterversorgt und sterben ab.

Übersäuerung kann im Extremfall zum Tode führen. Es heißt auch: »Basen sind Leben, Säuren sind Tod!« Um das Säureniveau im Körper abzubauen, müssen wir unserem Organismus alkalisierende Mineralien und basische Kost zuführen.

In der Apotheke sind Teststreifen erhältlich, mit denen der Urin auf den Säuregehalt gemessen werden kann. Nach dem Motto »Nur nicht sauer werden« sind auch Stressfaktoren für einen Säureüberschuss verantwortlich und möglichst zu vermeiden.

Achten Sie bei der täglichen Nahrungszufuhr auf ein Gleichgewicht zwischen Basen und Säuren. Vor allem tierisches Eiweiß ist stark säurebildend, das heißt alle Wurst- und Fleischsorten, Eier und Fisch. Auch Hartkäse und einige Milchprodukte sind säurebildend, besonders wenn sie vor dem Schlafengehen verzehrt werden. Anmerkung: Einen gewissen Säuregehalt braucht der Körper.

TIPP für Männer und Frauen

Säurebildend sind:
Schokolade, Kakao, Kaffee, Weißmehlprodukte, Industriezucker, Erd- und Paranüsse. Hochprozentiger Alkohol wirkt immer sehr stark säurebildend.

Schwach säurebildend sind:
Quark, Vollkornbrot, Biojoghurt, Haselnüsse. Bier liegt eher im neutralen Bereich.

Leicht basisch sind:
Buttermilch, Vollsoja, Weizen- und Dinkelkeime, Trockenobst, Apfelkraut, Rübensirup, Feldsalat. Trockener Weißwein und schwarzer Tee, der länger gezogen hat.

Stark basisch wirken:
Frische Gemüse- und Fruchtsäfte ohne Zucker, Molke, Kartoffeln, Gemüse, Obst, Blattsalate.

Mit Vollwertkost dem Alterungsprozess entgegenwirken

Wenn man »in die Jahre kommt«, wird vieles langsamer. Das gilt auch für unseren Stoffwechsel. Beispielsweise produzieren die Verdauungssäfte nicht mehr so viele Stoffe zum Entschlacken und zur Verwertung der Nahrung wie in jüngeren Jahren. Daher bleiben viele Schlacken im Körper und belasten den Stoffwechsel erheblich. Die Bildung von Fermenten und Enzymen verringert sich mit zunehmendem Alter und das Herz transportiert weniger Sauerstoff in die Zellen. Der Darm erschlafft, Muskeln bilden sich zurück usw.

Um schlimme Auswirkungen zu verhindern, braucht unser Organismus spätestens jetzt jegliche Unterstützung durch gesunde Vollwertkost. Durch sie wird dem Körper guter Treibstoff geliefert. Vollwertkost bietet gesunde Zellnahrung und hält so den Stoffwechsel im Fluss.

In aller Munde

Freie Radikale

Freie Radikale sind hochaktive, aggressive Moleküle, die in unserem Zellstoffwechsel laufend entstehen. Obwohl Sauerstoff für unseren Stoffwechsel lebensnotwendig ist, kann er mit freien Atomen eine für unseren Körper schädliche Verbindung eingehen. In diesem Fall spricht man von freien Radikalen. Sonnenlichteinstrahlung und bakterielle Infektionen fördern die Bildung von freien Radikalen. Wenn freie Radikale erst einmal gebildet wurden, können sie eine Kettenreaktion auslösen. Schäden, die durch die Einwirkung von freien Radikalen entstehen, manifestieren sich in Hautveränderungen, Bildung von Tumoren, Veränderung der DNA und natürlich wird vor allem unser Immunsystem geschwächt. Darum sind Antioxidantien in unserer Nahrung heutzutage lebensnotwendiger denn je.

Antioxidantien

Antioxidantien sind fähig, sich mit freien Radikalen zu verbinden und diese unschädlich zu machen. Deshalb werden Antioxidantien auch als Radikalfänger bezeichnet. Sind die freien Radikale von Antioxidantien gebunden, kann die Zelle ungeschädigt arbeiten und der normale Stoffwechselprozess bleibt erhalten.

FAZIT: Mit natürlicher Nahrung, die die Bezeichnung »Lebensmittel« noch verdient, können wir unseren Körper gesund erhalten und gesund werden lassen. Wer wirklich etwas für seinen Körper tun möchte, sollte seine Lebensweise rechtzeitig den körperlichen Bedürfnissen anpassen und nicht der industriellen Umwelt.

Unser Immunsystem

In den letzen Jahren wurde wohl kaum über etwas so viel gesprochen wie über die Wichtigkeit, unser Immunsystem zu stärken. Trotzdem stelle ich immer wieder fest, dass die meisten Menschen immer noch sehr wenig darüber wissen.

Unsere körpereigene Abwehr ist ein wichtiges System für die Gesundheit und das Wohlbefinden des Menschen. Die wenigsten haben eine Vorstellung davon, wie das Immunsystem sie vor Krankheiten schützt und welche schädigenden Faktoren sie meiden sollten, um eine systematische Schwächung zu verhindern. Es gilt heute als gesichert, dass chronische Erkrankungen vorwiegend durch geschwächte und irritierte Abwehrkräfte entstehen. Ebenso gilt die Erkenntnis, dass eine gesunde ballaststoffreiche Ernährung mit dazu beiträgt, eine gesunde Abwehrfunktion des Körpers zu erhalten.

Falsche Ernährung, Dauerstress und Raubbau an der Gesundheit führen immer mehr dazu, dass der Körper eigentlich harmlose Erkrankungen ohne Medikamente nicht mehr allein übersteht. Besonders mit zunehmendem Alter lässt die Widerstandskraft des Körpers nach. Gerade dann benötigt unser Organismus die Unterstützung durch eine vernünftige Lebensweise.

Je zivilisierter sich unsere Lebensform entwickelt, umso gravierender leiden die Menschen unter einer Abwehrschwäche ihres Immunsystems. Im letzten Jahrhundert versuchten die Menschen, sich an die unnatürlichen Substanzen in der Nahrung anzupassen, obwohl unser Körper von seiner genetischen Ausstattung her auf biologische Kost angewiesen ist. Unsere Lebensmittel werden heutzutage weiterbehandelt. Sie enthalten teilweise Giftstoffe, werden bestrahlt und sind genmanipuliert.

Unser Organismus wird dadurch derartig geschwächt, dass er im Krankheitsfall seiner Abwehrfunktion nicht mehr ausreichend nachkommen kann. Das bedeutet, dass die Erreger unseren Körper besetzen und sich dort einnisten.

Der größte Anteil unserer Nahrung wirkt säurebildend und zerstört dadurch das Gleichgewicht unserer Darmflora. Als Folge davon bilden sich Pilze, die wiederum nur mit Medikamenten in den Griff zu bekommen sind, die leider auch die anderen Pilzkulturen ausradieren, welche die Darmflora dringend benötigt. Es entsteht ein richtiger Teufelskreis, aus dem unser Körper ohne Hilfe nicht mehr hinaus findet. Hier bieten sich die in diesem Buch erwähnten Nahrungsergänzungsmittel wie Aloe vera und Spirulina an.

Nach Expertenmeinung sind mehr als 65 Prozent aller Todesfälle auf ernährungsbedingte Krankheiten zurückzuführen. Inzwischen ist längst bewiesen, dass viele krankheitserregende Wirkstoffe und Substanzen schleichend wirken. Es dauert etwa 20 Jahre und länger, bis sich im menschlichen Körper ihr zerstörerisches Werk vollendet hat. Der Grundstein dazu wird bereits in der Kindheit gelegt, obwohl wir die Auswirkungen meistens erst in der zweiten Lebenshälfte zu spüren bekommen und uns dann ganz verwundert fragen, wie das sein kann.

Vitamine

Zum reibungslosen Ablauf unseres Stoffwechsels brauchen wir neben anderen wichtigen Substanzen vor allem Vitamine. Vitamine können vom Körper nicht selbst hergestellt werden und müssen daher täglich mit der Nahrung aufgenommen werden. Die einzige Ausnahme ist das Vitamin D, das mithilfe der Sonnenstrahlen im Körper gebildet werden kann.

Vitamine werden nur in geringen Mengen benötigt und können mit einer Vollwertkost auch ausreichend zugeführt werden. Trotz dieser geringfügigen Dosis sind sie für unseren Körper so lebensnotwendig, dass ein Mangel weit reichende negative Folgen für unseren Organismus hätte.

Vitamine werden unterteilt in fett- und in wasserlösliche Vitamine. Fettlöslich sind die Vitamine A, D, E und K. Wasserlöslich sind die Vitamine aus der B-Gruppe sowie Vitamin C.

Menschen, die sich fettarm oder fettfrei ernähren, können die fettlöslichen Vitamine nicht verwerten und leiden an Mangelerscheinungen. Die fettlöslichen Vitamine können vom Körper teilweise gespeichert werden. Das ist bei den wasserlöslichen Vitaminen nicht möglich. Sie müssen erneut jeden Tag mit der Nahrung zugeführt werden. Der Körper nimmt sich die Menge, die er benötigt, und scheidet den verbleibenden Rest wieder aus.

Wenn der Organismus durch Krankheit geschwächt ist, braucht er mehr essentielle Substanzen. Mit zunehmendem Alter lässt die Resorptionsfähigkeit des Organismus nach, deshalb sollte in der zweiten Lebenshälfte besonders auf eine vitamin- und mineralstoffreiche Ernährung Wert gelegt werden. Eventuell muss im Einzelfall noch ein Nahrungsergänzungsmittel eingesetzt werden. Dadurch wird der Stoffwechselvorgang wieder beschleunigt, der sich mit zunehmendem Alter verlangsamt. Außerdem wurde nach einer gewissen Zeit eine Straffung des Gewebes beobachtet. Abgesehen davon schützen Vitamine vor Krankheiten.

Besonders wichtige Vitamine für die zweite Lebenshälfte

Vitamin E

Als Erstes wäre hier das Vitamin E zu nennen. Als Antioxidantium schützt es unsere Zellen vor den gefürchteten freien Radikalen. Es aktiviert den Zellaufbau und wirkt straffend auf das Bindegewebe der Haut. Es gilt auch als Verjüngungsvitamin und wird deshalb in viele Hautpflegeprodukte eingearbeitet. Die empfohlene Tagesdosis beträgt 8 bis 15 mg.

Bei Leistungssportlern, Schwerarbeit, fortschreitender Arteriosklerose und im Alter steigt die benötigte Dosis auf 100 mg an.

Kaltgepresste Pflanzenöle sind hervorragende Vitamin-E-Lieferanten, genauso wie Vollkorngetreide, Nüsse, Kürbiskerne, Soja, grünes Gemüse wie Spinat und Brokkoli sowie Hülsenfrüchte, Sellerie usw. Vitamin E ist sehr lichtempfindlich und sollte kühl und dunkel gelagert werden.

TIPP für Männer und Frauen

Menschen mit zu hohem Blutdruck sollten keine Überdosierung oder eigenmächtig Vitamin E nehmen. Bleiben Sie im Normbereich und beziehen Sie das Vitamin E aus der normalen Nahrung.

Carotinoide

Die Carotinoide sind eine äußerst wichtige Vitamingruppe. Es sind bislang etwa 600 von ihnen bekannt. Besonders *Betacarotin* und *Lycopin* erfüllen wertvolle Aufgaben. Sie sind ebenso wie das Vitamin E wirksame Antioxidantien und bieten den Zellen einen ausgezeichneten Antikrebsschutz. Sie wirken vorbeugend gegen grauen Star, Herzinfarkt, Arthritis und vorzeitiges Altern.

Carotinoide stärken messbar die Abwehrkräfte des Körpers und schützen vor Schäden durch UV-Bestrahlung. Deswegen ist es ratsam, vor dem Urlaub einen Mix aus Betacarotin und Lycopin zu nehmen. Carotinoide befinden sich in allem roten und grünen Gemüsen wie Paprika und Karotten. In Tomaten steckt neben anderen Carotinoiden auch das Lycopin.

Folsäure

Neusten Forschungen zufolge gilt die Folsäure als das wichtigste Vitamin überhaupt. Sie ist unentbehrlich für die Zellteilung und Neubildung von Zellen. Somit wirkt sie natürlich auch dem Alterungsprozess, besonders der Hautalterung, entgegen. Ein Mangel an Folsäure erhöht das Herzinfarktrisiko. Folsäure ist enthalten in Sojakeimen, Weizensprossen, Nüssen, Kartoffeln, Rosenkohl, Hülsenfrüchten, Kohl.

Vitamin C

Vitamin C kennt jeder von uns als abwehrstärkendes Vitamin gegen Erkältungskrankheiten. Vitamin C ist genau wie Zink wichtig für die Wundheilung. Es verwandelt die Folsäure in ihre aktive Form und schützt die B-Vitamine vor Oxidation. Raucher brauchen etwa die Hälfte mehr Vitamin C als Nichtraucher. Die empfohlene Tagesdosis beträgt 60 bis 100 mg.

Vitamin C ist wasserlöslich und kann vom Körper nicht gespeichert werden. Das bedeutet, dass mehrere kleine Mengen über den Tag verteilt genommen werden sollten.

Beachten Sie aber, dass Sie auch von allen übrigen Vitaminen genügend aufnehmen, denn nur durch das Zusammenspiel aller Vitamine und Mineralien ist eine gesunde Stoffwechselfunktion möglich. Manche sind aufeinander angewiesen, um ihre Wirkung überhaupt freisetzen zu können.

Mineralien und Spurenelemente

So lebensnotwendig die schon beschriebenen Vitamine für uns sind, können sie ohne die Mithilfe von Mineralstoffen nur wenig für den Körper tun. Deswegen ist eine ausgewogene Ernährung auch so wichtig, da nur das Zusammenspiel dieser essentiellen Substanzen eine optimale Wirkung herbeiführen kann.

Auch Mineralien und Spurenelemente können vom Körper nicht selbst hergestellt werden und müssen ebenfalls mit der täglichen Nahrung aufgenommen werden. Leider nimmt der Körper die Mineralien nicht so gut auf, wie er es mit den Vitaminen tut. Ein großer Teil der Mineralien wird sehr schnell wieder ausgeschieden und sollte möglichst rasch ersetzt werden. Auch Mineralien werden nur in Kleinstmengen benötigt, um dennoch eine große Wirkung zu entfalten.

Spurenelemente machen nur etwa zehn Gramm des Körpergewichtes aus. Sie spielen eine wichtige Rolle als Starthilfe für Enzyme, Vitamine und sogar für einige Hormone.

In gelöster Form, auch als Elektrolyte bekannt, sind sie verantwortlich für die Chemie und Physik unserer Zellen und Körperflüssigkeiten. Die Elektrolyte kurbeln den Stoffwechsel immer aufs Neue an und laden so den Organismus mit Energie auf.

Deswegen sollten Sie regelmäßig Ihre Blutwerte kontrollieren lassen, um so rechtzeitig einem Mangel entgegentreten zu können.

Leider sind durch die Umweltgifte manche Nahrungsmittel nicht mehr ausreichend im Stande, die nötige Versorgung zu garantieren. Daher kann eventuell eine zusätzliche Einnahme von Spirulina und Aloe vera angebracht sein.

Besonders wichtige Mineralien für die zweite Lebenshälfte

Selen

Selen gilt nach neuesten Forschungsergebnissen als eines unserer wichtigsten Schutzelemente. Leider gehört Deutschland zum Selen-Mangelgebiet. Einige kluge Bäcker bieten inzwischen Brot- und Brötchensorten mit Selenweizen oder Spirulina-Algen an. Hiermit können Sie auf gesunde, natürliche Weise den täglichen Bedarf decken.

Selen übt eine sehr starke Zellschutzfunktion aus. Es wirkt als Radikalfänger gegen Krebs, grauen Star und beugt dem Herzinfarktrisiko vor. Selen wirkt besonders gut mit Vitamin E zusammen. Untersuchungen haben gezeigt, dass Selen erfolgreich gegen Prostatakrebs eingesetzt wird, ungefähre Dosis 200 mg. Ab 800 mg wirkt Selen allerdings toxisch!

Selen aktiviert das gesamte Abwehrsystem des Körpers und übt praktisch bei allen Krankheitsprozessen eine schützende Funktion aus.

Selen kommt in Vollkorn-, Gerste- und Weizenprodukten vor. Ebenso in Vollmilch, Fisch, ungeschältem Reis, Schalentieren, Quark und ganz besonders in Knoblauch und Zwiebeln.

TIPP für Männer und Frauen

Selen geht beim Garen ins Kochwasser über. Entweder wenig Wasser benutzen oder das Kochwasser mitverwenden!

Zink

Ohne Zink gibt es keine Wundheilung. Ebenso wichtig ist Zink bei der Zellteilung. Zinkmangel bewirkt frühzeitigen Haarausfall und Hautausschläge. Die männliche Keimdrüsenfunktion sowie Prostataleiden werden durch Zink günstig beeinflusst. Zink gehört ebenfalls zu den wichtigen Radikalfängern!

Am besten wird Zink aus tierischen Nahrungsmitteln vom Körper aufgenommen, etwa 30 bis 40 Prozent. Der Anteil aus pflanzlichen Nahrungsmitteln liegt bei fünf bis zehn Prozent. Enthalten ist Zink unter anderem in Milch, Vollkornprodukten, Innereien, magerem Rindfleisch, Erdnüssen, Mandeln, Heringen, Tomaten, grünen Blattgemüsen, Pilzen und Kohl.

Magnesium

Magnesium aktiviert ungefähr 300 Enzyme und sorgt dafür, dass diese überhaupt erst von den Zellen richtig verwertet werden können. Magnesium ist ein wichtiges Antistress-Mittel. Es stärkt das

Immunsystem und kräftigt den Herzmuskel. Es hat eine säurebindende Wirkung und trägt so zum Entgiftungsprozess des Organismus bei. Bei vielen Menschen besteht ein geringer Magnesiummangel und der wird deutlich verstärkt durch ständigen Alkoholkonsum, starke Abführmittel und körperliche Überanstrengung in Verbindung mit starkem Schwitzen.

Erhöhter Magnesiummangel verursacht Herz-Kreislauf-Störungen, Vergesslichkeit, Nervosität, Wadenkrämpfe, Schwindel und Sehstörungen.

Magnesium ist in Mineralwasser sowie in Spirulina, Aloe vera, Vollgetreide, Nüssen, Kartoffeln, Avocado und grünem Blattgemüse enthalten.

Aminosäuren

Kinder und ältere Menschen benötigen eine überdurchschnittlich hohe Eiweißzufuhr. In der zweiten Lebenshälfte sorgen die Eiweißbausteine für notwendige Reparatur- und Erhaltungsmaßnahmen im Körper. Ab dem sechzigsten Lebensjahr sollte ein Tagesbedarf von 70 Gramm Gesamteiweiß zu Grunde gelegt werden. Hierbei muss darauf geachtet werden, dass dieser Eiweißbedarf höchstens zur Hälfte aus tierischen Produkten wie Fisch und Fleisch bezogen wird. Der restliche Bedarf sollte mit pflanzlichen Eiweißen abgedeckt werden. Milch ist allerdings sehr wertvoll, weil sie neben dem hohen Gehalt an Eiweiß auch viel Kalzium enthält, welches zur Vorbeugung von Osteoporose unverzichtbar ist.

Ballaststoffe

Seit einigen Jahren findet glücklicherweise ein Umdenken statt, das die lange vernachlässigten Ballaststoffe endlich als das erkennt, was sie eigentlich sind.

Während man früher bestrebt war, möglichst alle Ballaststoffe aus der Nahrung zu entfernen, weiß man heute, dass Ballaststoffe bestens dazu geeignet sind, unsere Darmflora zu entschlacken und damit den Darm zu sanieren, damit er seiner Hauptaufgabe, der Abwehr von Krankheitserregern, wieder nachkommen kann.

Ballaststoffe sind faserreiche Stoffe, die nicht verdaut werden können. Durch diese Unverdaulichkeit im Dünndarm erreichen sie den Dickdarm und können dort das Volumen des Darminhalts erhöhen sowie die Peristaltik anregen. Durch ihre faserreiche Struktur und ihr Quellvermögen können sie Substanzen, die unserem Körper schaden, binden und abtransportieren.

Wir nehmen vor allem zwei Arten von Ballaststoffen auf. Zum einen das Pektin, das in Äpfeln und anderen Früchten vorkommt. Zum anderen die Zellulose, die zum Beispiel in Weizenkleie steckt. Ernährungswissenschaftler empfehlen, eine tägliche Menge von 40 bis 50 Gramm mit der Nahrung aufzunehmen.

Ballaststoffe binden nicht nur schädliche Substanzen, sondern auch einen geringen Teil an Mineralien. Allerdings gewöhnt sich der Körper nach einiger Zeit an eine ballaststoffreiche Ernährung und nutzt die vorhandenen Mineralien besser aus.

Andererseits ist der Mineralstoffgehalt einer ballaststoffreichen Nahrung wesentlich höher als bei einer ballaststoffarmen Kost, dadurch wird der kleine Verlust wieder ausgeglichen.

Ballaststoffe beschleunigen die Verdauung, verringern dadurch die Energieausbeute der Nahrung und wirken deshalb gegen Übergewicht. Sie senken den Cholesterinspiegel, einen zu hohen Blutzuckergehalt und wirken vorbeugend gegen Krebs.

Ein bisschen Fett muss sein

Fette sind die energiereichsten Nährstoffe, die dem Körper zur Verfügung stehen. Sie sind wichtig für die Versorgung der Zellen mit fettlöslichen Vitaminen. Bei den Speisefetten unterscheidet man die gesättigten Fette, die zumeist tierischen Ursprungs sind, und ungesättigte Fette, zu denen die pflanzlichen Fette zählen. Der Unterschied zwischen gesättigten und ungesättigten Fetten liegt im Wesentlichen in der chemischen Struktur der Fette.

Fettsäuren bestehen aus Kohlenstoff, Wasserstoff und Sauerstoff. Bei den ungesättigten Fettsäuren ist das Bindungsvermögen der chemischen Struktur nicht voll ausgeschöpft, was bedeutet, dass diese Fette im Körper mit anderen Substanzen eine Verbindung eingehen können. Das heißt allerdings auch, dass freie Radikale gerne an den ungebundenen Teil andocken und so eine Oxidation hervorrufen, die sich negativ auf unsere Zellen auswirkt. Deshalb sind die schon erwähnten Antioxidantien für unsere Ernährung so immens wichtig.

Die Ernährungsforscher finden immer mehr erstaunliche Zusammenhänge zwischen den unterschiedlichen Fetten und unserer Gesundheit heraus. So weiß man heute, dass gesättigte Fette und gehärtete Fette unserem Körper nicht gut tun, wenn sie im Übermaß verzehrt werden.

Denken Sie daran, dass man mit einigen Nahrungsmitteln, die auf den ersten Blick gar nicht fett aussehen, trotzdem die so genannten versteckten Fette aufnimmt. Diese müssen natürlich zu dem Tagesbedarf dazu gezählt werden. Der Tagesbedarf beträgt etwa 60 Gramm. Die Fette sollten zu zwei Dritteln aus ungesättigten Fetten bestehen, die sie aus Pflanzenfetten bekommen. Ein Drittel darf aus gesättigten Fetten bestehen, das heißt, Sie dürfen auch mal Butter essen.

Lebenselixier Wasser

Unser Körper besteht zu 60 Prozent aus Wasser. Der Mensch kann ohne feste Nahrung recht lange überleben, ohne Flüssigkeit jedoch nur etwa vier bis fünf Tage. Darum sollten wir erkennen, wie wichtig Flüssigkeitszufuhr für unseren Organismus ist. Wasser ist die Grundvoraussetzung für die Herstellung von Verdauungssäften, für den Transport und die Verwertung von Nährstoffen wie auch die Entgiftung von Toxinen und Schlacken. Leider vernachlässigen viele von uns das Trinken. Männer trinken allerdings in der Regel mehr als Frauen, dafür schwitzen sie aber auch häufiger. Durch körperliche Anstrengungen, sei es durch Sport oder anstrengende Arbeit, verlieren wir mit dem Schweiß auch viele Mineralien. Dieser Mangel führt zu Müdigkeit, Schwäche und einem schlechten Allgemeinbefinden. Deshalb ist es auch nicht angebracht, den Flüssigkeitsverlust durch Bier zu ersetzen, sondern in Form eines Mineralwassers dem Körper die verlorenen Mineralien und Spurenelemente zurückzugeben.

Mit zunehmendem Alter funktioniert das natürliche Durstsignal nur noch schwach oder überhaupt nicht und viele alte Menschen trocknen regelrecht aus.

Pro Tag sollten wir 2 bis 3 Liter Flüssigkeit aufnehmen. Bei extremer körperlicher Aktivität oder Durchfall sogar bis zu 5 Liter. Die meisten Menschen trinken nur, wenn sie Durst verspüren, und das ist oft zu wenig. Stellen Sie sich die ungefähre Tagesration bereit, ohne den Druck zu erzeugen, oh je, das muss ich heute alles schaffen. Aber an dem Verbrauch kann man erkennen, wo man in seinem Trinkverhalten steht. Es gilt einfach, längere Durststrecken zu vermeiden.

Die folgenden Getränke zählen übrigens nicht mit: Cola, Kaffee, Limonaden, die vor allem aus zu viel Zucker bestehen, sowie starke alkoholische Getränke. Ideal sind Mineralwasser ohne oder mit sehr wenig Kohlensäure, Früchte-, Kräuter- oder Grüntees.

Frische Gemüse- oder Obstsäfte sind nicht nur lecker, sondern auch gesund. Wer aus Zeitmangel die Säfte nicht immer selbst zubereiten kann, darf auf Säfte aus dem Reformhaus zurückgreifen und sie mit einem Schuss Aloe-vera-Saft oder Kombucha anreichern.

Wasseraufbereitung mit Ozon

Frisch mit Ozon angereichertes Wasser ist ein hochwertiges Trinkwasser, und wenn man es sofort trinkt, reinigt es den gesamten Organismus. Ozonhaltiges Wasser ist ein sanftes Entgiftungsmittel. Es wirkt keimtötend und enthält im Gegensatz zu Chlor keine krebserregenden Substanzen. Deshalb gibt es schon viele Regionen, die ihr Trinkwasser mit Ozon anreichern. Ozon hemmt Entzündungen und stärkt das Immunsystem.

Im Ayurveda hat Wasser eine besondere Bedeutung für die Gesundheit. Man kocht das Wasser etwa 6 bis 8 Minuten und trinkt es so heiß wie möglich. Es wirkt wahre Wunder. Verstopfte Nebenhöhlen werden wieder frei, Kopf- und Nackenschmerzen werden gemildert oder verschwinden sogar. Der Darm wird durchspült und entschlackt. Dieses Ritual sollte allerdings täglich und über einen längeren Zeitraum durchgeführt werden, um eine anhaltende Wirkung zu erzielen. Die längere Kochzeit verändert die Molekularstruktur des Wassers und ist dadurch für den Stoffwechsel leichter zugänglich.

Gesunde Drinks fürs Wohlfühlen

Aloe-vera-Power-Drink

1 Orange, frisch gepresst, 1 TL frischer Zitronensaft, 1/4 TL Gelee Royale, 1 TL Honig, 2 TL Aloe-vera-Saft

Alles mischen und gleich trinken. Mit diesem Mix erweisen Sie Ihrem Immunsystem einen guten Dienst.

Gut für die Haare

1 Grapefruit, 2 Karotten, 1 Honigmelone, 3 cm Ingwerwurzel

Trinken Sie diese Mischung über den Tag verteilt zwischen den Mahlzeiten. Bei langfristiger Anwendung dieser Saftmischung werden die Haarwurzeln gestärkt und der Haarwuchs verbessert.

Gut für die Prostata

10 Mangoldblätter, 2 Tomaten, 8 Kohlblätter

Zur Vorbeugung und bei bestehender Gefahr einer Prostatavergrößerung sollte diese Saftmischung ein halbes Jahr lang getrunken werden. Täglich 3-mal 100 ml, bei gleichzeitiger Nahrungsumstellung auf Vollwertkost.

Zur Herzstärkung

2 Blutorangen, 1 Papaya, 5 Golden-Delicious-Äpfel, 3 cm Ingwerwurzel

Zur normalen Unterstützung des Herzens sollte 2-mal täglich davon getrunken werden. Wenn ein Herzinfarkt zu befürchten ist, sollte die tägliche Dosis 3-mal 200 ml betragen. Die Saftkur sollte sich über ein halbes bis ein Jahr erstrecken.

Vorbeugend bei Arteriosklerose

2 Kiwis, 2 grüne Paprikaschoten, 10 Spinatblätter

Dieser Saft sollte vor den Mahlzeiten getrunken werden. Er ist besonders reich an den Vitaminen B1, B6 und C.

Ayurveda – Gesund bis ins hohe Alter

Ayurveda ist das Wissen vom langen Leben. Es ist die älteste, traditionelle Behandlungsform der Erde und stammt aus Indien.

Da wir in der westlichen Welt zunehmend feststellen, dass unsere Schulmedizin oft an ihre Grenzen stößt und keine Allheilmöglichkeiten besitzt, wenden sich immer mehr Menschen östlichen Behandlungsarten zu.

Ayurveda-Ärzte stellen sich sehr individuell auf ihre Patienten ein und betrachten sie immer aus ganzheitlicher Perspektive. Leider ist Ayurveda in unserer westlichen Welt verfremdet worden und im Rahmen der Wellness- und Fitnesswelle wird viel Missbrauch damit getrieben. Dabei bleiben die tiefere Bedeutung sowie die Philosophie des Ayurveda unbeachtet.

Bei uns ist vor allem der »Maharishi-Ayur-Veda« bekannt. Hierbei handelt es sich aber um einen geschützten Markennamen, was die meisten gar nicht wissen. Die Behandlungen in den Maharishi-Zentren werden nicht von den Krankenkassen bezahlt und sind oft recht teuer, genau wie die angebotenen Produkte.

In Indien ist Ayurveda aber eine Volksmedizin und für jedermann erschwinglich. Inzwischen haben immer mehr Behandlungsbedürftige den Wunsch, direkt ins Ursprungsland Indien zu reisen. Man findet daher immer mehr Reiseveranstalter, die Ayurvedareisen anbieten. Adressen dazu finden Sie im Anhang.

Dennoch gibt es auch bei uns die Möglichkeit, Zugang zum wahren Ayurveda zu finden. Wichtig wäre, auch nach einer Ayurvedakur seine Lebensgewohnheiten dauerhaft umzustellen. Dazu gehört beispielsweise die aryuvedische Küche. Hier werden vorwiegend frische Gewürze eingesetzt, die einen großen Teil des Ayurveda ausmachen.

Grundlagen des Ayurveda

Der wissenschaftliche Ayurveda basiert auf den Schriften von drei großen Lehrern: Caraka Samhita (1. Jh. v. Chr.), Susruta Samhita (1. Jh. n. Chr.) und Astanga Hrdaya Samhita (7. Jh. n. Chr.). Diese Ärzte arbeiteten nach dem klassischen, naturwissenschaftlichen

Prinzip, da ihnen klar war, dass der Körper nach Naturgesetzen funktioniert. Im Gegensatz dazu waren die schamanischen Heiler aus vorherigen Zeiten der Ansicht, dass eine Heilung mithilfe der Götter, Geister und Dämonen vollbracht werden könnte.

Die ayurvedische Diagnostik beruht auf einer genauen Beobachtung. Bevor mit einer Ayurvedabehandlung begonnen werden kann, muss zuerst festgestellt werden, welchem Doshatyp die betreffende Person entspricht.

Es gibt drei Grundkräfte, die Doshas, die nach ayurvedischer Sicht alle körperlichen, seelischen und geistigen Vorgänge steuern. Sie werden Vata, Pitta und Kapha genannt. Gesund ist der Mensch, bei dem alle drei Doshas ausgeglichen zueinander stehen. Bei allen ayurvedischen Maßnahmen gilt es deshalb, den Grundtyp zu beachten. Die meisten Menschen sind Mischtypen, aber oft hat ein Dosha das Übergewicht. Die Therapie zielt darauf ab, dieses Übergewicht ins Gleichgewicht zu bringen.

Um selbst herauszufinden, welcher Doshatyp man ist, gilt es, sich längere Zeit genau zu beobachten. Erst dann stellen sich Merkmale heraus, die man zuvor gar nicht bemerkt hat.

Krankheiten entstehen durch Störungen des persönlichen Mischungsverhältnisses der Doshas. Solche Störungen entstehen durch falsche Ernährung, Umweltbelastungen, Stress in Beziehungen und Berufsleben, aber auch durch die Jahreszeiten.

Mit der ayurvedischen Lehre eng verknüpft sind die fünf Elemente. Erde, Wasser, Feuer, Luft und Raum. Diese fünf Elemente sind den fünf Sinnesorganen zugeordnet, mit denen wir die Welt begreifen. Dies sind:

- Raum und Hören
- Luft und Fühlen
- Feuer und Sehen
- Wasser und Schmecken
- Erde und Riechen

Diese fünf Verbindungen verdichten sich im Körper zu den drei Doshas, die damit die grundlegende Lebensenergie beinhalten.

Die einzelnen Dosha-Typen

Der Vata-Typ

Zuordnung:	Raum und Luft
Körperbau:	schlank, neigt zu Untergewicht, nimmt schwer zu, aber leicht ab
Haut:	trocken, kühl, zart, rissig, bräunt schnell
Haare:	trocken, brüchig, fein, dünn
Bewegung:	schnell und leicht
Appetit:	unregelmäßig, veränderlich
Verdauung:	hart, trocken, dunkel, neigt zu Verstopfung
Schwitzen:	wenig
Schlaf:	unruhig, leichter Schlaf, braucht wenig Schlaf
Ausdauer:	neigt schnell zur Erschöpfung
Klima:	mag keine Kälte, fröstelt leicht
Stress:	reagiert schnell gereizt, ist leicht verärgert
Geistige Aktivitäten:	rasches Auffassungsvermögen, lernt leicht und vergisst auch schnell, kreativ und begeisterungsfähig

Vata wirkt auf die Bewegungsabläufe. Vata-Typen haben eine schnelle Auffassungsgabe und sind sehr kreativ, neigen aber auch leicht zur Hektik im Alltagsgeschehen. Durch die innere Unruhe neigen diese Menschen zu Schlafstörungen und Herzbeschwerden.

Vata reguliert die Aktivität des Nervensystems, der Atmung und der Sinne. Ist das Vataprinzip gestört, treten Magenschmerzen, Nervosität, Impotenz, rheumatische und neuralgische Beschwerden auf.

Um einen Vata-Überschuss abzubauen, sollten Sie sich eine ruhige Umgebung schaffen sowie emotionale Wärme an sich heranlassen. Ein geordneter Tagesablauf hilft Stress zu vermeiden. Gönnen Sie sich ein beschauliches Wochenende mit Lesen, Musikhören und viel frischer Luft. Zur Unterstützung und Entschlackung können Sie Ihren Körper mit einem Massageöl für den Vata-Typ verwöhnen.

Der Pitta-Typ

Zuordnung:	Feuer und Wasser
Körperbau:	mittlerer Körperbau, mittelgroß, mittleres Körpergewicht, nimmt leicht zu und ab
Haut:	warm, rosig, neigt zu Sonnenbrand und Allergien
Haare:	fein, dünn, manchmal fettig, neigt zu frühzeitigem Ergrauen und Haarausfall
Bewegung:	exakt, gradlinig
Appetit:	starker Appetit, verbunden mit Heißhunger, starker Durst
Verdauung:	regelmäßig, weicher, meist gelblicher Stuhl, teilweise große Stuhlmengen, neigt zu Durchfällen
Schwitzen:	viel
Schlaf:	mäßig, leichter, meist erholsamer Schlaf
Ausdauer:	Mangel an Ausdauer, Ungeduldig
Klima:	kann Hitze nicht vertragen
Stress:	sehr kritisch, leicht gereizt, schnell verärgert
Geistige Aktivitäten:	generell gutes Gedächtnis, aktiv, tüchtig, kritisch, analytisch, scharfer Intellekt

Pitta ist für den Stoffwechsel zuständig sowie für die Verdauung. Pitta-Typen sind durch ihr Temperament und ihre Leidenschaft nie langweilig. Allerdings neigen sie zuweilen zu Zornesausbrüchen, Dominanz und Eifersucht. Sie sind sehr kritisch sich selbst und anderen gegenüber und neigen hin und wieder zur Arroganz.

Auf Grund dieser Merkmale neigen sie zu Bluthochdruck sowie Magen- und Darmbeschwerden. Auch Hautausschläge und Entzündungen finden sich häufig beim Pitta-Typus.

Um einen Pitta-Überschuss abzubauen, ist eine regelmäßige Nahrungsaufnahme notwendig. Sie sollten unbedingt versuchen, die Dinge des Lebens aus einiger Distanz zu betrachten. Körperliche Aktivität unterstützt den Abbau von Pitta-Überschuss. Zur Entschlackung können Sie Ihren Körper mit einer Massage unterstützen. Hierfür benutzen Sie ein spezielles Körperöl für den Pitta-Typ.

Der Kapha-Typ

Zuordnung:	Erde und Wasser
Körperbau:	stabiler, meist kräftiger Körperbau, neigt zu Übergewicht, nimmt leicht zu, aber schwer ab, starke Bänder
Haut:	kühl, ölig, weich, kann sowohl leicht, aber auch schwer bräunen
Haare:	dick, fettig, glänzend
Bewegung:	sicher, langsam, gleichmäßig
Appetit:	gleichmäßiger Hunger und Durst
Verdauung:	regelmäßig, gut geformt, normales Volumen
Schwitzen:	normal
Schlaf:	viel, langer und tiefer Schlaf, dementsprechend erholt
Ausdauer:	gutes Ausdauervermögen
Klima:	mag keine feucht-kühle Witterung
Stress:	lässt sich nicht so schnell aus der Ruhe bringen, wird von anderen manchmal als dickfällig bezeichnet
Geistige Aktivitäten:	ruhig, gelassen, stabil, manchmal zögernd

Kapha ist verantwortlich für die Körperstruktur. Kapha hält alle Elemente im Körper zusammen. In schwierigen Situationen sind es Kapha-Typen, die die Nerven bewahren und Ruhe ausstrahlen. Im negativen Kapha-Zustand findet man häufig einen Anflug von Lethargie und Antriebslosigkeit. Daraus resultiert ein übermäßig großes Schlafbedürfnis, Kältegefühl und Übelkeit.

Kapha-Typen neigen zu Verdauungsproblemen, Übergewicht und Diabetes. Sie sind schnell erkältet und haben Beschwerden im Lungen- und Brustbereich.

Um einen Kapha-Überschuss abzubauen, sollten diese Menschen Ziele verfolgen und versuchen, sie auch zu erreichen. Durch ihre körperliche und geistige Antriebsschwäche findet eine Verwirklichung oftmals nicht statt, sondern es bleibt nur bei den Vorsätzen.

Ayurvedische Anwendungen zu Hause

Wer alle Behandlungsregeln des Ayurveda in seinen Alltag integrieren möchte, braucht sehr viel Disziplin, um das durchzustehen. Leider passt unser üblicher beruflicher Tagesablauf mit den Zeiten der ayurvedischen Lehre nicht gut zusammen. Dennoch müssen wir nicht gänzlich auf ayurvedische Anwendungen verzichten. Neben der Ayurvedakur, die man in speziellen Kliniken nutzen kann, gibt es auch zu Hause Möglichkeiten, sich im ayurvedischen Sinne etwas Gutes zu tun. Wer den gesamten ayurvedischen Tagesablauf kennen lernen möchte, kann sich durch spezielle Literatur damit auseinander setzen. Ich möchte hier nur die Anwendungen beschreiben, die sich bequem von jedermann durchführen lassen.

Ayurvedische Mediziner empfehlen vor allem einen regelmäßigen Zeitablauf, auch am Wochenende. Dadurch wird das persönliche Dosha stabilisiert und hält uns so in Gleichgewicht und Harmonie. Das wirkt sich positiv auf unser Immunsystem aus, indem es Krankheiten gar nicht erst aufkommen lässt.

Das ayurvedische Tagesritual

Es dient der Reinigung und beginnt mit einem Glas warmen Wasser, um die Verdauung anzuregen. Die Körperpflege beginnt mit der Reinigung des Mundraums, das heißt, zuerst wird der Mundraum mit warmem Wasser ausgespült. Dann nimmt man etwa einen Esslöffel aufbereitetes Sesamöl in den Mund und bewegt es dort hin und her, gurgelt damit und zieht es dann durch die Zähne. Nach ungefähr drei Minuten wird das Öl ausgespuckt. Nun reinigt man mit einem Teelöffel oder Zungenschaber (gibt es in Apotheken) die Zunge, denn gerade der Zungenbelag enthält viele Keime mit krank machender Wirkung. Die Zähne werden mit einer ayurvedischen Zahnpasta gereinigt, aber auch Zahncremes mit Aloe vera oder Teebaumöl sind empfehlenswert.

Wissenschaftler haben inzwischen bestätigt, dass die intensive Pflege des Mund- und Rachenraumes einen Altersvorteil von etwa sechs Jahren ergibt. Die Ablagerungen an der Wurzel der Zunge hindern die Atmung und verursachen Mundgeruch. Durch eine gute Mundpflege können viele Entzündungen verhindert werden.

Nicht jeder wird sich mit der Ölspülung anfreunden können, aber der Zungenbelag sollte täglich entfernt werden.

Nasenreinigung

Nach der Mundreinigung massiert man mit dem kleinen Finger die Nasenlöcher von innen mit einem Nasenöl. Leicht massieren und hoch schnüffeln. Diese Anwendung wirkt vorbeugend gegen das Austrocknen der Nasenschleimhäute und kräftigt unsere Atmung. In der Apotheke kann man sich ein ayurvedisches Nasenöl mischen lassen. Oder Sie schreiten selbst zur Tat. In den Läden, die Hobbythekprodukte führen, finden Sie genügend Anregungen dafür. Wichtig dabei ist, dass immer frische ätherische Öle aus der Stammpflanze verwendet werden.

Wem diese morgendlichen Anwendungen zunächst etwas ungewohnt erscheinen mögen, dem kann ich versichern, dass man sich bald daran gewöhnt und sie später nicht mehr missen möchte.

Die ayurvedische Ölmassage

Die Ölmassage gehört zu den beliebtesten Anwendungen einer Ayurvedakur. Leider haben wir nicht immer die Möglichkeit dazu, sei es aus Kostengründen oder Mangel an Gelegenheiten.

Deshalb sei hier die Variante der Eigenbehandlung empfohlen.

In einer Partnerschaft kann man sich gegenseitig etwas Gutes tun und dem jeweiligen Partner eine ayurvedische Ölmassage angedeihen lassen. Diese Behandlung kann 1- bis 2-mal wöchentlich durchgeführt werden. Besonders gut geeignet sind die Wochenenden oder lange Winterabende. Diese wundervolle Massage vertreibt den Winterblues im Nu.

Für Berufstätige empfehle ich meinen »sanften Sonntag«. Ich stelle Telefon und Klingel ab, spiele sanfte Musik und verwöhne mich mit einer Aromamassage. Danach gibt's noch eine erfrischende Aromadusche und ich lese mindestens eine Stunde. Erst danach schalte ich mein Telefon wieder an. In diesen Stunden bin ich ganz bei mir und komme mit all meinen Sinnen in Berührung. Das gibt mir ein Gefühl der Ganzheit und des Heilseins. Probieren Sie's, es ist Entspannung pur!

Man kann sich mit den bloßen Händen massieren, aber noch intensiver wirkt die Massage, wenn sie mit einem Seidenhandschuh durchgeführt wird. Seide ist nicht so grob wie Luffa oder Sisal. Man kann auch zuerst mit dem trockenen Seidenhandschuh den Körper massieren und danach mit den Händen die Ölmassage durchführen.

Als Basisöl sollte kaltgepresstes Sesam- oder Sonnenblumenöl verwendet werden. Dies sollte vor der Anwendung erwärmt werden. In das warme Öl werden dann die Aromaöle hinzugegeben. Sie können selbst mischen oder fertige ayurvedische Öle verwenden, aber Achtung, nicht überall, wo Ayurveda draufsteht, ist Ayurveda drin! Ich empfehle die Mischungen der Hobbythek. Zum Mischen benutzt man eine dunkle Apothekerflasche, da die Aromaöle meistens lichtempfindlich sind.

Es empfiehlt sich, immer zwei Dosha-Mischungen zu haben, denn selten hat jemand nur ein disharmonisches Dosha.

Ayurveda-Ärzte empfehlen, das Öl reifen zu lassen. Das geschieht, indem das Sesamöl auf 100 Grad Celsius erhitzt wird, dann von der Herdplatte genommen und abgekühlt wird. Anschließend wird es in eine dunkle Apothekerflasche abgefüllt. Durch diesen Prozess wird das Öl weicher und geschmeidiger und kann so von der Haut leichter aufgenommen werden.

Mit diesem Öl kann pur massiert werden, aber wirkungsvoller ist es, dem Öl eine Aromamischung für das entsprechend zu behandelnde Dosha hinzuzufügen.

Geeignete Öle bei zu viel Vata:
Lavendel, Rose, Weihrauch, Vetiver, Orange, Muskatellersalbei
Geeignete Öle bei zu viel Pitta:
Orange, Sandelholz, Geranie, Zypresse
Geeignete Öle bei zu viel Kapha:
Bergamotte, Rosmarin, Zitrone, Ingwer, Wacholder

Gehen Sie beim Mischen ruhig nach Ihrem eigenen Duftempfinden. Die Ölmischung sollte innerhalb von 4 Wochen verbraucht werden, ansonsten muss sie mit Vitamin E stabilisiert werden.

Die Massage

Bevor mit einer intensiven Massage begonnen wird, sollten Störfaktoren ausgeschlossen werden. Klingel und Telefon abstellen, leise Musik auflegen und auf ausreichende Raumtemperatur achten. Breiten Sie ein kuscheliges Badehandtuch auf einer bequemen Sitzgelegenheit aus und stellen Sie die Flasche mit dem Massageöl neben sich. Die Massage kann bis zu einer Stunde dauern. Das Öl sollte Zimmertemperatur haben und sehr großzügig aufgetragen werden, da es später wieder abgeduscht wird.

Die echte Ayurvedamassage beginnt am Kopf. Man nimmt etwas von dem warmen Massageöl in die Handflächen und reibt mit kreisenden Bewegungen Haare und Kopfhaut ein, so, als würde man sich die Haare waschen. Die Kopfmassage wird mit beiden Händen gleichzeitig durchgeführt. Diese Ölmassage kräftigt Haare und Kopfhaut.

Danach wird der Hals massiert. Zuerst die Schläfen, dann die Wangen und der Nacken. Die empfindlichen Augenpartien werden ausgespart. Anschließend widmen Sie Ihre Aufmerksamkeit den Ohren. Hier befinden sich viele Energiepunkte, die besonders empfänglich sind für Impulse von außen.

Danach werden die Arme massiert, indem Sie die Gelenke immer mit kreisenden Bewegungen einreiben und die langen Knochen und Muskeln mit langen Auf- und Abbewegungen. Der Bauch wird mit kreisenden Bewegungen massiert. Etwas problematisch ist die Rückenpartie, wenn man darauf angewiesen ist, sich selbst zu massieren.

Die Beine werden wie die Arme massiert. Sehr viel Beachtung haben unsere Füße verdient. Sie sind täglich höchsten Belastungen ausgesetzt und werden meistens recht stiefmütterlich behandelt.

Durch diese Ganzkörpermassage wird der Lymphfluss angeregt und der Stoffwechsel kommt wieder in Schwung. Das bedeutet auch, dass der Körper über die Haut Schlacken ausscheidet. Deshalb sollte nach der Massage das Öl mit lauwarmem Wasser abgeduscht werden. Wenn möglich, sollte man danach eine Stunde ruhen. Wer sich einmal an dieses Ritual gewöhnt hat, möchte es bald nicht mehr missen und bekommt Lust darauf, sich anderen ayurvedischen Anwendungen zu öffnen. Eine wichtige Rolle im Ayurveda spielt die richtige Ernährung.

Die ayurvedische Ernährung

Wie bei allen ayurvedischen Prinzipien kommt es auch bei der Ernährung auf die richtige Balance an.

Obwohl in Indien seit etwa 300 Jahren kein Sanskrit mehr gesprochen wird, finden im Alltag doch immer noch Wörter aus dem Sanskrit Anwendung. So auch im Ayurveda. Die Ernährung betreffend gelten folgende Wörter des Sanskrit als normale Ausdrucksweise: *Sattva, Rajas* und *Tamas*. Diese drei Begriffe sind die *Gunas* der Ernährung. Damit wird beschrieben, dass es sich bei der Ernährung um eine Mischung aus ayurvedischer Medizin, Kochkunst und Philosophie handelt. Ebenso beschreiben die drei Gunas die Qualität und Wirkungen der Lebensmittel in Bezug auf ihre Reife. Diese physischen Eigenschaften haben immer auch ihre spirituelle Entsprechung, ähnlich wie bei den drei Doshas.

So bedeuten *Sattva, Rajas* und *Tamas* gleichzeitig auch Harmonie, Turbulenz und Trägheit. Um einen Kapha-Überschuss auszugleichen, sollten im Essen viel Pfeffer und andere scharfe Gewürze enthalten sein. Beim Vata-Typ sollte das Essen aus reifem Obst, gekochten Gemüse und Hülsenfrüchten bestehen. Pitta-Typen brauchen schwere, weiche, fast matschige Lebensmittel.

Um sich mit der genauen ayurvedischen Küche auseinander zu setzen, bedarf es gründlicher Kenntnisse. Deshalb bieten die Kurkliniken meistens einen Ayurveda-Kochkurs an, damit man zu Hause das ayurvedische Prinzip weiter nutzen kann.

Die ayurvedische Küche bevorzugt eine vegetarische Ernährung aus einer Kombination von Milch, Sahne, Joghurt, Kefir, Eiern und Käse. Fleisch und Fisch werden selten verwendet, sind allerdings nicht gänzlich verboten. Schwer verdauliche Speisen wie Rohkost oder Hartkäse werden gemieden, stattdessen werden frische Milchprodukte wie Quark bevorzugt.

Als Fett werden Öle oder das so genannte Ghee (geklärtes Butterfett) verwendet. Das Allerwesentliche in der ayurvedischen Küche sind aber die Gewürze. Die Gewürze werden als frische Samen oder Früchte verwendet. Erst kurz vor Gebrauch werden sie in Indien gemörsert, geröstet oder gemahlen, da sie nur so ihr intensives Aroma entfalten können. Wer selbst mal in Indien war, wird sich immer an die Gerüche erinnern, die wir bei uns so gar nicht kennen.

Durch das wachsende Interesse an der ayurvedischen Lebensweise findet man inzwischen auch bei uns ein gutes Angebot, das einen Versuch lohnt.

Ayurveda-Kuren

Indien

Wer gerne eine Ayurvedakur im Ursprungsland Indien machen möchte, dem sei der Bundesstaat Kerala empfohlen. Kerala liegt im Süden Indiens und trieb schon vor Christi Geburt Handel mit den Europäern. 90 Prozent der indischen Ernten kommt aus der Region Kerala. In keinem anderen Teil Indiens können so viele Menschen lesen und schreiben.

Poovar Island Resort

Ein Freund unternahm eine dreiwöchige Ayurvedakur in Kerala. Er residierte im Poovar Island Resort. Dies liegt auf einer schmalen Insel im Süden Keralas zwischen einem Nebenarm des Backwater-Flusses und dem Indischen Ozean.

Die Anlage wurde um einen natürlichen Lotussee gebaut und die Zimmer sind modern ausgestattet. Das Personal und die Ärzte sprechen Englisch und zu den Beratungen werden die Kurgäste von Übersetzern begleitet.

Die Erstuntersuchung ist sehr ausführlich und bestimmt nach einer gründlichen Anamnese den weiteren Behandlungs- und Ernährungsplan.

Grundlegend werden zwei verschiedene klassische Kurformen angeboten. Zum einen die Reinigungskur, Panchakarma genannt, deren Betonung darauf liegt, den Körper durch innere und äußere Anwendungen mit medizinischen Ölen und Kräutern von Schlacken zu befreien. Diese Reinigung der Sinnesorgane, des Verdauungstrakts, des Blutes hat einen grundsätzlich regenerativen Effekt, der das gesamte Immunsystem stärkt und sich positiv auf alle Lebensfunktionen auswirkt.

Die Verjüngungskur, Rasayana genannt, stärkt den gesamten Körper, erhöht die Flexibilität und ruft ein Gefühl von Wohlsein und jugendlicher Kraft hervor. Hierbei wird mit speziellen Kräutern, Synchronmassagen, Stirngüssen, medizinischen Bädern und Kräuterpackungen gearbeitet.

Neben diesen Standardbehandlungen können zusätzliche Programme gebucht werden. Die ayurvedischen Ärzte sind modern, ihr Wissen ist auf dem neuesten Stand. Mein Freund war begeistert und sah aus wie neugeboren, als er zurückkam.

Ayurvedakur auf Sri Lanka

Ich kenne begeisterte Sri-Lanka-Urlauber. Wer also dort eine Ayurvedakur durchführen möchte, dem sei hier ein von Freunden ausprobierter Ort empfohlen:

Barberyn Reef Hotel in Beruwela

Der Ort liegt etwa 60 km südlich von Colombo, direkt am Indischen Ozean.

Im Barberyn Reef Hotel wird die traditionelle Ayurvedakur angeboten. Die Ärzte praktizieren ausschließlich klassische Behandlungsmethoden. Auf TV- und Radiogeräte wird in den Zimmern verzichtet, denn die Kurgäste sollen sich auch geistig mit dem ayurvedischen Prinzip auseinander setzen.

Das Hotel ist das älteste am Platze und strahlt daher einen etwas schrulligen kolonialen Charme aus, den manche sehr schätzen und andere etwas muffig finden.

Fit mit Yoga

Yoga und Ayurveda werden seit langem als zwei sich ergänzende Systeme der menschlichen Entwicklung betrachtet. Yoga dient der körperlichen und der geistigen Gesunderhaltung. Durch Yoga gelangt der Mensch in einen Zustand der Ruhe, der ein Zustand des Gleichgewichts ist. Daher haben Yogaübungen sowohl einen heilenden als auch einen vorbeugenden Effekt. Durch die Übungen werden ein Zustand der natürlichen Ordnung und ein Gleichgewicht der Neurohormone hergestellt. Somit verbessert sich der endokrine Stoffwechsel und die Immunabwehr gegen Stresseinfluss wird gestärkt. Gerade bei stressbedingten Erkrankungen wie Bluthochdruck, Diabetes, Asthma usw. erweisen sich Yogaübungen als sehr erfolgreich.

Die tiefe Philosophie, die dahinter steht, wird in unserem westlichen System oft außer Acht gelassen und so verkommen die Yogaübungen manchmal zu sportiven Ertüchtigungen. Wenn bei uns von Yoga gesprochen wird, ist damit eigentlich immer Hatha-Yoga gemeint. Die verschiedenen Körperhaltungen werden Asanas genannt.

Eine wesentliche Rolle spielt die bewusste Atmung. Beim bewussten Einatmen werden Sie sich all dessen bewusst, was um Sie herum geschieht. Bei jedem neuen Atemzug öffnen wir uns und sind bereit, Lebenskraft zu empfangen, und wir tun es auch. Das Ausatmen erinnert daran, dass wir ein Teil des Ganzen, des gesamten Universums sind. Dadurch lernen wir, das Leben als Geschenk zu achten.

Man ist nie zu alt, um damit zu beginnen! Wer sich damit beschäftigen möchte, sollte sich gute Literatur besorgen und einen guten Lehrer.

Es gibt aber auch noch andere Arten des Yoga. Ich habe lange Zeit Raja-Yoga praktiziert. Dabei geht es um die vollkommene Beherrschung des Denkens und der seelischen Vorgänge. Man kommuniziert über das dritte Auge. Raja-Yoga ist der Königliche Yoga-Pfad, der aus acht Stufen besteht. Die achte Stufe ist das Verschmelzen mit dem höchsten Bewusstsein. Subjekt und Objekt verschwinden, weil sie eins sind.

Ebenso lange habe ich mich mit Agni-Yoga beschäftigt, auch Licht- oder Feuer-Yoga genannt. Agni-Yoga wirkt durch die Erschließung der psychischen Energien. Sie sind vor allem in unserem wichtigsten feinstofflichen Zentrum, unserem Herzen, enthalten.

Tai-Chi

Tai-Chi ist ein hervorragendes Bewegungssystem für ältere Menschen, die große Kraftanstrengungen scheuen. Hier werden langsame und anmutige Bewegungen mit Atemtechniken ergänzt und stellen die Harmonie von Körper und Geist her.

Tai-Chi verbessert unsere Koordination, die im Alter nachlässt, und fördert die Elastizität unserer Muskeln.

Das Chi ist der Energiefluss unseres Lebens und wirkt sich immer ganzheitlich aus. Deshalb sind diese asiatischen Methoden so erfolgreich, weil sie den ganzen Menschen erfassen. Die Bewegungen sind immer fließend.

Qigong

Qigong hat ähnliche Ziele wie das Tai-Chi. Es gleicht einer Meditation in Bewegung. Diese Methode befriedigt das Bedürfnis nach Ausgeglichenheit und Harmonie auf emotionaler, mentaler und körperlicher Ebene und hilft auch bei der Entwicklung des Körperbewusstseins. Beim Qigong haben bestimmte Teile des Körpers eine spezielle Bedeutung und Wichtigkeit. Durch die Entwicklung eines Bewusstseins für diese besonderen Bereiche und das bewusste Atmen können Vitalität und Ausgeglichenheit des gesamten Organismus hergestellt werden

Wellness

Das Wort »Wellness«, das übersetzt »wohl fühlen« bedeutet, ist inzwischen in aller Munde. In jüngster Zeit haben sich einige Profitgeier etwas für Eilige ausgedacht. In einer Stunde bieten sie ein Wellnesspaket an, in dem Leistungstraining, Massage usw. im 10-Minutentakt absolviert werden müssen. Mit Wellness hat das überhaupt nichts zu tun, deshalb rate ich Ihnen davon ab. Hierbei handelt es sich um ein Fitnessprogramm. Wellness-Hotels schießen wie Pilze aus dem Boden, aber auch da gibt es viele Angebote, die mit echter Wellness-Behandlung nicht viel zu tun haben.

Wellness hat etwas damit zu tun, Zeit zu haben und die Seele baumeln zu lassen. Es geht also um das harmonische Gleichgewicht von Körper, Geist und Seele. Glücklicherweise können einige Wellness-Behandlungen auch in den eigenen vier Wänden durchgeführt werden. Der Vorteil dabei ist, dass man sich seine Zeit dafür ganz individuell einteilen kann. Auf alle Fälle gehört eine gesunde vitalstoffreiche Ernährung dazu. Hiermit wird die Grundlage geschaffen für weitere Wohlfühlaktionen. Ebenso wichtig ist im seelischen Bereich eine positive Lebenseinstellung, um überhaupt bereit zu sein, sich wohl fühlen zu wollen. Schließlich gehören Düfte, Farben und Klänge zur Wellness dazu, wie Sie auf den nächsten Seiten erfahren werden.

Pheromone – Wenn die Liebe lockt

Die Anziehungskraft eines Menschen beruht nicht zuletzt darauf, ob man ihn gut riechen kann. Es sind die Sexuallockstoffe, die Pheromone, die dafür verantwortlich sind. Das Wort »Pheromone« kommt aus dem Griechischen und bedeutet »Träger von Erregung«.

Alle Lebewesen verströmen diese Sexuallockstoffe, um das andere Geschlecht auf sich aufmerksam zu machen. Pheromone sind geruchlos und werden von uns unbewusst wahrgenommen. Allerdings wird durch diesen Duftstrom unser Hormonsystem stark angeregt und löst erotische Gefühle in uns aus.

In der zweiten Lebenshälfte verströmen wir naturgemäß nicht mehr so viele Pheromone, weil die Zeit zur Paarung und Befruchtung eigentlich vorbei ist. Das führt beim Menschen dazu, dass die sexuelle Lust nachlässt und die Hormonausschüttung nur gering ist.

Wer darunter leidet, kann heutzutage etwas nachhelfen, indem die fehlenden Pheromone durch eine spezielle Duftmischung auf die Haut aufgetragen werden.

Da Pheromone chemisch chiffrierte Botschaften sind, sind sie für Wissenschaftler nachbaubar. Für Männer gibt es sie schon seit vielen Jahren zu kaufen.

Im Internet findet sich ein reichhaltiges Angebot, wenn Sie das Stichwort »Pheromone« in eine der Suchmaschinen eingeben.

Ich kenne Männer, die diese synthetisch hergestellten Düfte benutzen und auf ihre Wirkung schwören. Viel Spaß beim Ausprobieren!

Aromatherapie

Dass wir uns von Düften beeinflussen lassen, haben Sie schon im Kapitel »Pheromone« erfahren. Leider ist Parfum heute zum Massenartikel mutiert und manche Menschen gehen sehr unsensibel damit um.

Ein zarter Dufthauch soll neugierig machen auf die Person, die ihn trägt. Inzwischen wird man an öffentlichen Plätzen wie Bussen, Kino usw. regelrecht von Duftwolken erschlagen, die eher abstoßend wirken. Hinzu kommt, dass viele Parfums der Haltbarkeit wegen und aus Kostengründen vorwiegend synthetische Stoffe enthalten und daher nicht wirklich auf das Nervensystem wirken, wie es natürliche Essenzen tun.

Im Rahmen der sanfteren Naturmedizin hat sich seit Jahren die Behandlung mit natürlichen Aromen, den ätherischen Ölen, etabliert. Mit Aromatherapie können nicht nur die Sinne stimuliert oder beruhigt werden, sondern es lassen sich auch kleine körperliche Beschwerden erfolgreich damit behandeln.

Besonders im Wellness-Bereich spielen die Aromaöle eine wichtige Rolle. Sei es, dass man einen angenehmen Raumduft genießen möchte oder sich ein Wellness-Duschgel oder ein Aroma-Massageöl selbst anmischen möchte.

Wie und wo Sie Aromaöle erfolgreich einsetzen können, möchte ich Ihnen anhand einiger Rezepte zeigen. Wichtig dabei ist, dass es sich bei den Aromen um hundertprozentig reine Öle handeln muss, möglichst aus biologischem Anbau. Es gibt inzwischen sehr viel Literatur über die Wirkung und die Mischungen ätherischer Öle.

WICHTIGER HINWEIS!

Konzentrierte Aromaöle können Allergien auslösen. Deshalb gilt: nach dem Benutzen der Aromen Hände gründlich waschen. Außer Lavendel-, Rosen- oder Teebaumöl sollten die Aromen nie pur benutzt werden. Wer sich beispielsweise ein Körperöl herstellt und dennoch testen möchte, ob er allergisch reagiert, geht wie folgt vor:

Geben Sie einige Tropfen der Mischung auf die Armbeuge und belassen Sie diese 24 Stunden auf der Haut. Wenn sich starke Rötungen zeigen, sollten Sie von der Mischung absehen.

Raumdüfte

Ob man sich in einem Raum wohl fühlt, hängt nicht zuletzt von einem angenehmen Duft ab. Allerdings reagieren unsere Sinne auf Stimmungen und Tageszeiten unterschiedlich, da die Bedürfnisse sich ändern. Tagsüber ist der Mensch eher kopfbetont, während man am Abend mehr die Sinne sprechen lässt.

Tagesduft Concentration

70 ml Weingeist oder kosmetisches Basiswasser Hobbythek (HT)
30 ml abgekochtes Wasser oder Hydrolate, zum Beispiel Rosenwasser
20 Tropfen LV 41 (Lösungsvermittler)
Aromaölmischung aus:
10 Tropfen Mandarine, 10 Tropfen Limette, 10 Tropfen Orange,
15 Tropfen Litsea Cubea

Adendduft Romance

70 ml Weingeist oder kosmetisches Basiswasser HT
20 Tropfen LV 41
30 ml Rosenwasser
Aromaölmischung aus:
10 Tropfen Rose, 10 Tropfen Jasmin, 10 Tropfen Tonkabohne,
2 Tropfen Zimtrinde, 2 Tropfen Vanille, 2 Tropfen Patchouli

Zubereitung:
Die ätherischen Öle in einem Glasgefäß mit dem Lösungsvermittler mischen, dann den Weingeist oder das kosmetische Basiswasser dazugießen und gut schütteln oder umrühren. Erst dann die wässrige Substanz dazugeben. Das fertige Gemisch in einen Zerstäuber füllen.
Wer lieber eine Duftlampe benutzt, kann folgende Aromaöle mischen:

Relaxing

2 Tropfen Limette, 4 Tropfen Rosenholz, 3 Tropfen Lavendel

Gegen Erschöpfung

2 Tropfen Rosmarin, 3 Tropfen Eisenkraut, 2 Tropfen Zitrone

Liebeszauber

2 Tropfen Patchouli, 2 Tropfen Ylang Ylang, 1 Tropfen Geranium, 2 Tropfen Bergamotte

Die therapeutische Wirkung der Aromaöle erfolgt bei der Raumbeduftung durch die Lunge.

Wellness-Duschen und -Badezusätze

Wie wohltuend ein entspannendes Bad oder eine heiße Dusche sein kann, wissen wir sicher alle. Die wenigsten kennen aber die unterschiedlichen Wirkungsmöglichkeiten, die wir haben, wenn wir unsere Dusch- und Badezusätze selbst anmischen. Hier einige Beispiele:

Wake-up-Dusche für Morgenmuffel

100 ml Tensidmischung der Hobbythek oder ein neutrales Duschgel
Aromaölmischung aus:
10 Tropfen Litsea Cubea, 9 Tropfen Lemongras, 10 Tropfen Orange, 6 Tropfen grüne Mandarine

Antistress-Dusche

100 ml Tensidmischung HT oder neutrales Gel
Aromaölmischung aus:
10 Tropfen ostindisches Sandelholz, 10 Tropfen Lavendel, 20 Tropfen Mandarine, 10 Tropfen Tonkabohne, 5 Tropfen Ylang Ylang

Badeöl zur Entspannung

85 ml fettes Pflanzenöl, zum Beispiel Sojaöl
10 ml Fluidlecithin BE der Hobbythek, dient als Emulgator
Aromaölmischung aus:
3 ml Lavendel, 1 ml grüne Mandarine, 1 ml Fenchel

Die Grundmischung ist immer gleich: Öl und Emulgator. Die Aromaöle können je nach Bedarf hinzugefügt werden. Für ein Vollbad benötigen Sie etwa 15 ml der Grundmischung. Ein Wirkstoffbad sollte nicht länger als 20 Minuten dauern.

Sinnliches Badevergnügen zu zweit

Badeöl-Grundmischung
Aromaölmischung aus:
10 Tropfen ostindisches Sandelholz, 7 Tropfen Patchouli,
5 Tropfen Geranium, 5 Tropfen Bergamotte, 4 Tropfen bulgarische Rose,
3 Tropfen Jasmin

Streuen Sie auf das Badewasser frische Rosenblüten. Leise, schöne Musik im Hintergrund und ein prickelndes Gläschen Prosecco erhöhen das Badevergnügen.

Einen charmanten Abend!

Aromatisierte Körper- und Massageöle

Es war schon immer etwas Besonderes, sich nach dem Baden oder Duschen mit einem kostbaren Aromaöl zu pflegen. Beim Selbstmischen können Sie Ihrer individuellen Geschmacksrichtung folgen. Die sinnlichen Mischungen lassen sich gut zur Partnermassage verwenden.

Sinnliches Massageöl

100 ml Jojobaöl (man kann auch andere Pflanzenöle verwenden, aber Jojobaöl hat den Vorteil, dass es geruchsneutral ist und eine lange Haltbarkeit besitzt)
Aromaölmischung:
10 Tropfen Jasmin, 5 Tropfen Rose, 12 Tropfen Patchouli,
20 Tropfen Sandelholz, 5 Tropfen Vanille, 4 Tropfen Zimtrinde

Massageöl zur Entspannung

100 ml Mandel- oder Jojobaöl
Aromaölmischung:
6 Tropfen Petigrain, 30 Tropfen Lavendel, 3 Tropfen Minze,
10 Tropfen Zitrone,
10 Tropfen Ho-Blätter oder Rosenholzöl

Wer keine öligen Substanzen mag, kann auch eine geruchsneutrale Körpercreme als Basis für die Aromamischung verwenden.

Aromaöle zum Würzen

Aromatherapie schließt auch das Würzen von Speisen mit ein. Die Voraussetzung dafür ist die, dass die Aromaöle Lebensmittelqualität haben, sprich aus biologischem Anbau stammen. Die Würzkraft sowie die Qualität der ätherischen Öle sind um ein Vielfaches höher, als es bei unseren gewohnten Trockenkräutern der Fall ist. Die Speisen werden von den Aromaölen intensiv durchdrungen, und wer es einmal ausprobiert hat, wird bei dieser Würzmethode bleiben. Während die Streugewürze eher auf der materiellen Ebene wirken, tragen die ätherischen Öle zur Vergeistigung der Speisen bei, denn sie wirken im feinstofflichen Bereich.

Viele Würzöle wirken verdauungsfördernd und tragen damit zur besseren Bekömmlichkeit der Speisen bei. Andere Aromaöle besitzen eine anregende Wirkung auf die verschiedensten Drüsen des menschlichen Körpers. Alle Würzöle haben eins gemeinsam, sie wirken leicht entwässernd, was besonders bei Herz- und Nierenerkrankungen hilfreich ist.

Die stimulierenden Öle regen die Durchblutung an und können unterstützend wirken bei Potenzproblemen, zum Beispiel Ingwer.

Wonniges Erdbeervergnügen zu zweit

200 g Erdbeeren (vollsüß), 2 Eier, 1 EL Honig, 1 Prise Salz,
2 EL Erdbeerwein
Aromaöle: 2 Tropfen Zitrone, 1 Tropfen Zimt

Die Erdbeeren waschen, vierteln und auf zwei Dessertschälchen verteilen. Alle anderen Zutaten im heißen Wasserbad schaumig schlagen. Die noch warme Creme über die Erdbeeren verteilen und mit Mandelblättchen und frischer Minze garnieren.

Aromatische Speisen wirken auch auf unser Gemüt. Ein Liebesmahl kann der erste Schritt sein zur Versöhnung oder der Beginn romantischer Stunden.

Denken Sie daran, unsere Augen essen auch mit, es lohnt sich daher, die Speisen mit Liebe und Kreativität herzurichten.

Sinnlicher Genuss – Scharfe Gewürze statt abgeschmackter Pornos

Um sich vor der Liebesnacht in Schwung zu bringen, brauchen Sie nicht unbedingt Pornoheftchen oder Videos. Liebe geht ja bekanntlich durch den Magen und die Möglichkeiten sind so vielfältig, dass man ein extra Buch darüber verfassen könnte.

Gewürze sind viel mehr als Appetitanreger, Säftelocker, Gaumenschmeichler. Sie sind romantische Urlaubserinnerung an den Duft der Welt, Beschützer vor Krankheitserregern, Fit- und Muntermacher und manchmal auch Verführer zu erotischen Spielen. Sie stecken voller Geheimnisse und trotz ihrer uralten Geschichte steht ihre Erforschung noch am Anfang.

Sie sollten wissen, dass alle scharfen Stoffe in Gewürzen durchblutend auf den gesamten Bauchraum wirken. Viele Gewürze vitalisieren und aktivieren den gesamten Organismus und fördern die Ausschüttung von Hormonen aus der Nebennierenrinde.

Mit zunehmendem Alter sollte man seine Speisen ruhig etwas stärker würzen, um die wohltuenden und heilenden Eigenschaften der Kräuter und Gewürze nutzen zu können. Viele verwechseln Würzen mit Salzen. Zu viel Salz ist für den Körper nicht zuträglich, durch die Zufuhr vieler Gewürze kann Salz daher eingespart werden.

Besonders in den alten Schriften der orientalischen Länder finden sich die so genannten Aphrodisiaka, Gewürze, die die Libido steigern und dafür sorgen, dass die Standhaftigkeit beim Mann nicht nachlässt. Besonders Chili, Ginseng und Muskat sind exzellente »Scharfmacher«.

Chili stimuliert nicht nur den Bauchraum, sondern hält auch Herz und Kreislauf in Schwung. Für ältere Herren, die ein schwaches Herz haben und sich beim Liebesakt zu sehr verausgaben, sollte Chili unbedingt vorrätig sein.

Zimt, Aloe und Myrrhe finden wir schon in der Bibel bei den Sprüchen Salomons als Liebesrezept vor. Im alten Ägypten nutzte man die erotisierende Wirkung der Gewürze und mischte aus Zimt, Nelke und Honig Pastillen, die man vor dem nächtlichen Beisammensein lutschte, um den Partner zu betören.

Muskat stärkt nicht nur die Körperkräfte, sondern steigert vor allem den Geschlechtstrieb. Muskat enthält bis zu 15 Prozent ätherisches Öl, das *Myristicin*. Dies besitzt psychoaktive Eigenschaften und darf nur schwach dosiert werden, um nicht zu Halluzinationen zu führen.

Kardamom wird von indischen Ayurvedaärzten erfolgreich gegen Senilität eingesetzt. Bereiten Sie sich ein Glas warme Milch mit zerstoßenen Kardamomspitzen zu. Einmal täglich trinken.

Safran wird im Orient von älteren Männern mit Vaterwunsch verzehrt. Safran enthält den Wirkstoff *Crocetin-Ester*, der die Qualität der Spermien verbessert.

Ginseng und Manneskraft sind in China mit einem Schriftzeichen gleichgesetzt. Es wirkt stimulierend auf den gesamten Organismus und wirkt stärkend bei leichten Erektionsproblemen.

Ginseng Tee Lange Liebe

6 g fein geschnittener Ginseng oder gemahlener roter oder weißer Ginseng, 4 Kapseln Kardamom vermahlen, 2 Scheiben Ingwer, 250 ml kochendes Wasser

Nach 10 Minuten abgießen und mit Honig süßen.

Mexikanischer Kakao mit Chili

25 g Kakaopulver, 25 g Maismehl, 100 ml Wasser, 1 Prise Chilipulver, etwas Vanille frisch aus der Schote, 1 Messerspitze pulverisierter Zimt, nach Bedarf brauner Zucker

Kakaopulver, Maismehl und Wasser mischen und aufkochen, anschließend die Gewürze dazugeben.

Fitness für den Geist

Fitness für den Körper ist für viele von uns fast schon selbstverständlich, aber Fitness für den Geist wird von den meisten Menschen viel zu wenig genutzt.

Im Rahmen der Gen-Forschung arbeiten viele Labors nicht nur an der Verminderung von Krebs, Herzinfarkt usw., sondern auch an Erkrankungen, die vom Gehirn ausgehen. Auch hier setzt die Altersforschung große Erwartungen an neue Erkenntnisse über Alzheimer und ihre Bekämpfung. Dazu gehört auch, die Gedächtnisleistungen des Gehirns zu erforschen.

Das menschliche Gehirn besteht im Schnitt aus 125 Milliarden Nervenzellen und ist leistungsfähiger als sämtliche moderne Computer. Beim Gehirn handelt es sich um ein vitales Organ, das sich mit seiner Funktions- und Leistungsfähigkeit den Erfordernissen der Lebensumstände jederzeit anpassen kann. Das bedeutet auch, unser Gehirn ist trainierbar!

Ob unser Gehirn gut oder schlecht funktioniert, hängt zwar nicht nur, aber auch von uns selbst und unserer Lebensweise ab. Negative Einflüsse sind Drogen, Alkoholmissbrauch, ungesunde fettreiche Nahrung. Durch eine gesunde vernünftige Lebensweise unterstützen wir die Gehirnfunktion.

Genau wie unser Körper unterliegt auch das Gedächtnis einem Alterungsprozess. Wir merken, dass wir mit zunehmendem Alter Kleinigkeiten vergessen wie Namen, Telefonnummern usw.

Wissenschaftler vermuten, dass bei Menschen mit geringer Konzentrationsfähigkeit eine schwache Energieaufnahme in bestimmten Gehirnabschnitten vorliegt. Man zieht in Betracht, dass der Botenstoff *Dopamin* eine wichtige Rolle dabei spielt.

Eines ist jedoch gewiss: Körper und Geist, aber auch Denken und Fühlen stellen eine unauflösliche Einheit dar.

Gehirnjogging

Das Kurzzeitgedächtnis behält Informationen etwa drei Sekunden lang. Erst wenn sie mehrmals bestätigt werden, gelangen sie ins Langzeitgedächtnis. Eine soeben gehörte Telefonnummer oder ein Name ist also nach drei Sekunden weg, wenn man sich diese nicht sofort mehrmals ins Gedächtnis zurückruft und einprägt.

Auch wenn es zunächst widersprüchlich klingen mag, aber Vergessen ist manchmal genauso sinnvoll wie das Lernen. Hierbei handelt es sich um eine besondere Leistung unseres Gehirns. Um uns vor Verwirrung zu schützen, filtert es bei großer Informationsflut durch Vergessen von Nebensächlichkeiten nur die wichtigen Dinge heraus.

Wenn wir uns mal klar machen, wie viel Zeit wir täglich einfach gedankenlos verschwenden, sollte uns das schleunigst dazu bewegen, etwas sinnvoller mit unserer Zeit umzugehen. Wie wäre es beispielsweise mit Gehirnjogging?

Beim täglichen Duschen kann man sich schon mal eine Gedankenliste mit den Aufgaben erstellen, die für den Tag zur Erledigung anstehen. Mithilfe von Bildern, die als Gedankenbrücke dienen, lassen sich diese Aufgaben im Gedächtnis fixieren. Diese Methode nennt sich NLP, was die Abkürzung für »Neuro-Linguistisches Programmieren« ist. Das kann man in Seminaren erlernen oder aus entsprechender Literatur, die zahlreich dazu angeboten wird.

In Fernsehshows treten immer wieder Menschen auf, die mit dieser Methode ihre Merkfähigkeit trainieren und erstaunliche Leistungen vollbringen. Allerdings funktioniert diese Methode nicht bei jedem Menschen gleich gut.

Ein gutes Gedächtnistraining ist beispielsweise, wenn man nach dem Lesen von Zeitungen und Büchern, das Gelesene noch einmal gedanklich so zusammenfasst, als müsste man es gleich jemandem erzählen.

Der Begriff »Alltagstrott« kommt nicht von ungefähr. Wenn man eine Sache 20-mal wiederholt, lässt unsere Aufmerksamkeit spätestens bei der fünften Wiederholung spürbar nach. Um unser Gehirn fit zu halten, ist es aber wichtig, dass wir bewusst wahrnehmen, was um uns herum passiert.

Merken Sie sich Straßennamen, Gesichter, die Ihnen begegnen. Bei Festen bietet sich ebenfalls eine gute Möglichkeit zum Gehirnjogging an. Wie häufig passiert es uns, dass wir einem uns bekannten Gesicht einfach den richtigen Namen nicht zuordnen können. Üben Sie, sich von einigen Gästen die Namen einzuprägen. Wiederholen Sie diese Übung mehrmals.

Allen Liebhabern von Kreuzworträtseln muss leider die Illusion geraubt werden, dass das Lösen von Rätseln die beste Art sei, das Gehirn fit zu halten. Dies ist nur bedingt richtig. Durch die sich ständig wiederholenden Fragen lösen wir die Rätsel eher mechanisch. Effektiver ist es, sich Geburtstage, Termine und Einkäufe zu merken, anstatt sie aufzuschreiben.

Wie zu fast allen Fragen des täglichen Lebens gibt es auch zu diesem Thema reichlich Literatur. Unter der Rubrik »Gedächtnistraining/Gehirnjogging« ist für jeden Bedarf etwas zu finden. Allerdings muss es nicht immer Geld kosten, sein Gedächtnis fit zu halten. Treffen Sie sich ein- bis zweimal im Monat zum Spielen. Schach ist hervorragend geeignet, den Geist zu fordern, auch wenn es nicht jedermanns Sache ist. Das etwas banal anmutende Spiel aus Kinderzeiten »Ich packe meinen Koffer« ist ein ausgezeichnetes Training für unser Gehirn.

Oft wird behauptet, die Merkfähigkeit des Gehirns werde durch die ständige Reizüberflutung ungünstig beeinflusst. Das ist aber inzwischen wissenschaftlich widerlegt worden. Abgesehen von einer möglichen besonderen Begabung steht mittlerweile fest, dass das Gehirn wie eine Art Muskel zu betrachten ist, der durch Training fit gehalten werden kann. Allerdings gibt es negative Einflüsse, die sich auf die Konzentrationsfähigkeit auswirken. Stress ist so ein negativer Faktor ebenso wie ständiger Schlafmangel.

Natürlich gibt es clevere Leute, die daraus sofort eine Geschäftsidee entwickelten. Die so genannten »Mind Machines« werden in diversen Zeitschriften angepriesen. Wissenschaftliche Untersuchungen wiesen allerdings keine Wirksamkeit nach und stuften die Geräte eher als gefährlich ein.

Dagegen ist die Biofeedback-Therapie inzwischen recht anerkannt. Sie gibt Aufschluss über unsere Reaktion auf Gedanken. Dabei handelt es sich um eine mentale Trainingsmethode, bei der der Patient mit mehreren Sensoren an einen Computer angeschlossen wird, der Hautleitwerte, Körpertemperatur, Puls- und Atemfrequenz misst. Biofeedback steigert nachweisbar die Leistungsfähigkeit.

Lassen Sie sich auch nicht von Werbungen beeindrucken, die versprechen, dass sie die ultimative Wunderpille gefunden haben, die die Merkfähigkeit erheblich steigern könnte.

Natürlich braucht das Gehirn eine gute Durchblutung und eine vitalstoffreiche Ernährung, um gut zu funktionieren, aber Wunderpillen, die meistens ein Vermögen kosten, braucht es nicht. Wenn Sie die in diesem Buch empfohlenen Ernährungstipps und Nahrungsergänzungsmittel nutzen, sind Sie bestens versorgt.

Ich beobachte immer wieder, dass alte Menschen einfach aufhören, sich für das Alltagsgeschehen zu interessieren. Sie finden, dass sie davon nicht mehr betroffen sind, da sie sich nicht mehr darin wieder finden. Diese Einstellung trägt nicht gerade dazu bei, das Gedächtnis fit zu halten. Deshalb sollten auch die alten Leute am Geschehen beteiligt sein, dann ist es ihr Gehirn auch.

Gedächtnisstützen aus der Natur

Unser Gehirn funktioniert nur dann optimal, wenn es ausreichend mit Sauerstoff versorgt wird und gut durchblutet ist. Seit einiger Zeit werden Sauerstoff- oder Ozonbehandlungen angeboten. Es gibt Apotheken, die eine 15-minütige Sauerstoffdusche anbieten, wer mag, mit Lichttherapie und leiser Musik. Die Preise differieren sicher. Ich habe in einer Hamburger Apotheke € 7,50 dafür bezahlt. Sie fühlen sich unheimlich fit nach der Behandlung. Bewegung und vitalstoffreiche Ernährung unterstützen diese Vorgänge im Gehirn. Hier einige Saftmischungen, die dabei helfen können (zur Saftgewinnung bitte die Zutaten auspressen oder pürieren):

Gegen Störungen des abstrakten Denkvorgangs

100 g Kapuzinerkresse, 10 Mangoldblätter, 100 g Rapunzelsalat, 1 Sellerieknolle, 100 g Bärlauch, 2 Knoblauchzehen

3-mal täglich über einen längeren Zeitraum hinweg konsumieren. Diese Mischung soll die abstrakten Denkvorgänge erleichtern. Dieser Saft wirkt normalisierend auf die Blutfett-Werte, so dass sich die Zirkulation in bestimmten Hirnarealen verbessert.

Gegen Gedächtnisstörungen auf Grund von Altersschwäche

1 Grapefruit, 1 Papaya, 1 Apfel, 10 Karotten

3-mal täglich 250 ml trinken. Es wird eine Langzeitbehandlung über ein Jahr empfohlen, danach kann meistens eine Verbesserung des Kurz- und Langzeitgedächtnisses festgestellt werden. Auch die Denkvorgänge werden erleichtert.

Vitamin- und Mineralstoffmangel kann auch zu Gedächtnisstörungen führen.

Ginkgo biloba

In den Blättern des Ginkgobaumes enthaltene Stoffe verbessern die Durchblutung und damit die Ernährung des Gewebes. Ginkgopräparate werden deshalb eingesetzt gegen nachlassende Leistungsfähigkeit, körperliche wie geistige.

Empfohlene Dosis: Täglich 2-mal eine 100-mg-Kapsel.

Bitte keine Billigprodukte, sie enthalten zu wenig Ginkgoextrakt, um eine spürbare Wirkung zu erzielen.

Ginseng

Ginseng ist nicht nur ein wohltuendes Stärkungselixir des Allgemeinbefindens, sondern speziell einsetzbar bei nachlassender Leistungs- und Konzentrationsfähigkeit.

Empfohlene Dosis: 6 Monate lang täglich morgens und mittags je 4 Kapseln zu 50 mg

Knoblauch

Die Wirkstoffe der Knoblauchzwiebel bessern Antriebsschwäche und Konzentrationsstörungen im Alter, die auf Durchblutungsstörungen beruhen.

Knoblauch bindet darüber hinaus giftige Schwermetalle wie Blei und Cadmium.

Empfohlene Dosis: Täglich 1 bis 2 fein geschnittene Zehen oder 2- bis 3-mal eine 280-mg-Kapsel. Kann unbegrenzt angewendet werden.

Auch Männer möchten gut aussehen

Bei Männern setzt sich zunehmend der Wunsch durch, auch mit fortschreitendem Alter gut auszusehen. In den letzten Jahren verzeichnet der Kosmetikmarkt bei den Herrenpflegeprodukten einen enormen Absatz. Wir Frauen mögen gepflegte Männer und begrüßen diese Entwicklung. Was allerdings bedenklich ist, ist die Tatsache, dass Männer nicht mehr nur auf Pflegeprodukte zurückgreifen, sondern es den Frauen gleichtun und beim Schönheitschirurgen diverse Umgestaltungen vornehmen lassen. Vom Fettabsaugen, aufgepolsterten Pobacken bis zu Botulinumtoxin-Spritzen ist alles vertreten.

Wenn Frauen solche Maßnahmen ergreifen, führen sie als Grund an, dem Konkurrenzdruck am Arbeitsplatz nachgeben zu müssen und vor ihrem Partner bestehen zu können. Der Irrtum besteht in der Annahme, dass »jung und schön« gleichbedeutend ist mit »erfolgreich«. Ich kenne Frauen, die sich einer Schönheitsoperation unterzogen haben, damit sie ihrem Partner gefallen. Es hat nichts geholfen, der Partner hat sie trotzdem verlassen. Dem Verlassenwerden lagen viel tiefere Ursachen zu Grunde als das optische Bild.

Ich habe einige Jahre in einer Hautarztpraxis gearbeitet und miterlebt, wie angegriffen die Haut nach einer langwierigen Fruchtsäurebehandlung oder einem chemischen Peeling hinterher war. Abgesehen davon, dass die Haut später keine Sonne mehr vertrug und allergisch reagierte. Meine persönliche Meinung sollte hier jedoch nicht im Mittelpunkt stehen, daher führe ich im Folgenden einige Verfahren an, die inzwischen auch von Männern genutzt werden.

Botox-Spritzen

Sie sind sowohl bei Frauen wie Männern der momentane Renner gegen Falten. Statt zum Mittagessen geht man eben mal zur Botox-Behandlung. Manche Schönheitsinstitutionen bieten sogar Botox-Partys an.

Botulinumtoxin, wie es fachlich genau heißt, ist eigentlich ein gefährliches Gift, das von einem Bazillus produziert wird und Lähmungen hervorruft. Das Gift verhindert die Übertragung von Nervenimpulsen an die Muskeln. Es wird besonders bei Querfalten auf der Stirn, Falten zwischen Nase und Mundwinkeln und der so genannten Zornesfalte eingesetzt.

Werden die zuständigen Muskeln gelähmt, erscheint das Gesicht glatter. Allerdings kann man die Stirn dann nicht mehr runzeln und es entsteht ein leicht taubes Gefühl. Die Wirkung hält etwa ein halbes Jahr an und wenn die Behandlung nicht erneuert wird, sind die alten Falten wieder da.

Fettabsaugen

Um es gleich vorwegzunehmen: Eine Methode zur Gewichtsregulierung ist das Fettabsaugen nicht. Bei Männern ist das Hauptanliegen neben dem Bauch auch das Doppelkinn.

Bevor man solch einen schwerwiegenden Eingriff vornehmen lässt, sollte unbedingt ein ausführliches Informations-Gespräch mit dem Arzt stattfinden.

Die großen Speckmassen lassen sich mit der Fettabsaugmethode nicht gut behandeln. Hierfür ist eher eine operative Maßnahme erforderlich. Bei lokal begrenzten Problemzonen, wie Hüftpolster, Kugelbauch oder die von Frauen so gefürchteten Reiterhosen, erzielt man die besten Ergebnisse. Je größer die Partien sind, umso eher kann es hinterher zu Dellenbildung kommen. Dieser Prozedur sollten sich, wenn überhaupt, nur gesunde Menschen unterziehen, denn für einen geschwächten Organismus ist diese Behandlung sehr strapaziös und kann zu verschiedenen Komplikationen führen. Nicht selten kommt es zu Infektionen. Erkundigen Sie sich auf alle Fälle vor dem Eingriff nach der speziellen Methode, nach der verfahren werden soll. Hier gilt wirklich der Satz: »Vorsicht ist besser als Nachsicht!«

Alter und Schönheit

Dr. Marianne Koch schreibt in ihrem Buch »Körperintelligenz«: »Ich denke, wir brauchen tatsächlich einen neuen Blick auf die Menschen über 60. Eine neue Ästhetik, die sich nicht an jugendlichen Knackpos orientiert, sondern an natürlichen Gegebenheiten, an der Realität.«

Wie Recht Frau Koch damit hat, sollte eigentlich jedem einleuchten. Wenn wir beispielsweise 20 sechzigjährige Männer oder Frauen in einem Raum setzen würden, könnten wir feststellen, dass trotz des gleichen Alters einige jünger und einige älter wirken als sechzig. Genauso wäre der Unterschied in der Beurteilung der Attraktivität. Einige Anwesende würden uns auf Grund ihrer Ausstrahlung durchaus recht attraktiv vorkommen. Stellt man aber einige zwanzigjährige Männer oder Frauen dazu, würde sich unsere Wahrnehmung sofort verändern. Wahrscheinlich kämen uns die als gerade noch anziehend empfundenen älteren Personen jetzt nicht mehr so attraktiv vor. Dabei vergessen wir, dass wir es mit zwei unterschiedlichen Ebenen zu tun haben. So wie mit den bekannten Äpfeln und Birnen, die sich gleichen, aber dennoch nicht dieselben Früchte sind.

Mit anderen Worten, jedes Alter hat seine eigene Schönheit. Darum sollten ältere Menschen nicht versuchen, so aussehen zu wollen wie junge Models, sondern sich ihrer Persönlichkeit entsprechend zu verschönern. Sowohl die älteren wie auch die jüngeren Menschen sollten sich von Modediktaten und Schönheitsidealen verabschieden, denn Ideale bleiben meistens unerreichbar und verursachen unnötigen Frust.

Da jeder Mensch einzigartig ist, hat er auch sein eigenes Aussehen. Das Schablonendenken behindert uns alle in unserer Weiterentwicklung und Freiheit, die vielen an anderer Stelle doch so wichtig ist.

Wie empfinde ich mein persönliches Älterwerden?

Auch wenn wir heute so viele neue Möglichkeiten haben wie nie zuvor, um das Älterwerden angenehm zu erleben, empfinde ich es trotzdem nicht als leicht.

Ich bin zurzeit Mitte fünfzig. Mein gefühltes Alter schwankt zwischen 35 und 70. Ich beobachte nicht nur an mir, dass das Befinden mit zunehmendem Alter von der jeweiligen Tagesform abhängig ist. Ich leide seit meinem 25. Lebensjahr an einer entzündlichen Darmerkrankung und habe seitdem viel körperliches und seelisches Leid überstehen müssen. Insofern merke ich die körperlichen Defizite weniger stark als meine Freundinnen, die mir zunehmend am Telefon ihre Zipperlein klagen.

Obwohl ich einige Jährchen jünger aussehe, als ich bin, stellt sich doch eine gewisse Wehmut ein, weil ich feststelle, dass die Anzahl der bewundernden Männerblicke weniger wird und sie demnächst wahrscheinlich ganz ausbleiben, meine Bedürfnisse nach Liebe und Zärtlichkeit aber nicht im gleichen Maße abnehmen. Komplimente haben nun die Wirkung einer Schönheitscreme, sie glätten. Sowohl die Haut als auch die Seele.

Dennoch liegt im Älterwerden auch eine gewisse Befreiung. Es ist mir egal, ob meine Kleidung dem neusten Look entspricht oder aus dem Vorjahr stammt. Da diese Themen jetzt nicht mehr so relevant sind, nehmen auch die Eitelkeiten ab. Das empfinde ich als besonders angenehm. Wohlgemerkt, das bedeutet nicht, sich gehen zu lassen. Im Gegenteil, ich widme meinem Äußeren die nötige Aufmerksamkeit. Das verleiht mir ein angenehmes Körpergefühl, aber immer in dem Wissen, dass es die herrlichste Nebensache der Welt ist.

Als den größten Vorteil meines Älterwerdens sehe ich die seelische Bereicherung an, die ich im Laufe meines Lebens erfahren durfte. Diese Kräfte empfinde ich als Ausgleich für die nachlassende körperliche Kraft. Psychische Energien wirken wie Kraftfelder auf mein Leben und lassen mich gerade jetzt Dinge tun, von denen ich zwar manchmal geträumt habe, aber ohne die Erwartung, sie zu realisieren. Zum Beispiel das Schreiben von Büchern. Als Kind träumte ich immer davon, im Fernsehen aufzutreten, was natürlich von meiner Familie belächelt wurde. Inzwischen habe ich in der zweiten Lebenshälfte etliche Fernsehauftritte gehabt, aber in anderer Form als damals von mir gedacht.

Mit meinen heutigen Erkenntnissen weiß ich, dass ich der Umsetzung meiner Wünsche nervlich gar nicht standgehalten hätte. Rückblickend kann ich sagen, obwohl mein Leben durch meine schwere Krankheit und meine unglückliche Kindheit nicht gerade ein Zuckerschlecken war, haben sich viele Wünsche und Träume meiner Jugend zum späteren Zeitpunkt in etwas anderer Dimension erfüllt. Das Beste daran ist die Erkenntnis, dass es genau so, wie es mir vom Schicksal zugefallen ist, richtig war. Was das betrifft, habe ich ein Höchstmaß an innerer Zufriedenheit erlangt, die mir für den Rest meines Lebens eine Stütze sein wird.

Tipp für Frauen und Männer

Trauern Sie nicht um vermeintlich verpasste Chancen, sondern nutzen Sie die Zeit jetzt, um Ihr Leben zu gestalten, und zwar mit den Möglichkeiten, die Ihnen zur Verfügung stehen.

Reife Früchte schmecken besser ...

Ist es Ihnen auch schon so ergangen, dass Sie gewisse Menschen nie wirklich mochten, aber mit zunehmendem Alter gefielen Sie Ihnen immer besser?

Gerade bei Künstlern und anderen Personen, die in der Öffentlichkeit stehen, ist das gut zu beobachten. Mit der Reife kam die Persönlichkeit und bei manchen dann auch erst der echte Erfolg. Schauspieler können als Charakterdarsteller mehr von sich und ihrem Können zeigen, als wenn sie in ihrer Jugend immer nur Schönlinge spielen müssen.

Das Älterwerden beinhaltet auch eine gewisse Qualität des Lebens. Wir wissen alle: Reife Früchte schmecken besser als die unausgereiften. Wenn wir die Chance wahrnehmen, die Früchte unseres Lebens sinnvoll zu ernten, entstehen geradezu bleibende, kreative Werke. Theodor Fontane beispielsweise schrieb seine berühmte »Effi Briest« 1895, also erst im Alter von 76 Jahren. Goethe dichtete noch mit 83, G. B. Shaw schrieb noch mit 94 Jahren. Nicht umsonst genießen die so genannten Alterswerke von Schriftstellern, Komponisten und anderen Künstlern besondere Wertschätzung. Kommt doch gerade darin deren lebenslange Erfahrung und die Reife ihrer Kunst zum Ausdruck. Einerseits hält Arbeit, insbesondere kreative Arbeit, »jung«, im Sinne von beweglich, aktiv und lebendig. Und andererseits können durch die Produkte solcher kreativer Arbeit alle von den Lebenserfahrungen profitieren.

Wenn wir bedenken, dass die oben Genannten in vergangenen Jahrhunderten gelebt haben, in denen die medizinischen Fähigkeiten begrenzt waren, wie sehr haben die heutigen Männer und Frauen die Möglichkeit, ihre zweite Lebenshälfte erfüllt und kreativ zu erleben. Machen Sie das Beste daraus!

Zu guter Letzt – Nachgedanken

Als ich ernsthaft daran dachte, ein Buch über die Wechseljahre des Mannes zu schreiben, und überlegte, die Frauen miteinzubinden, war es gar nicht so leicht, das richtige Maß zu finden, mit dem ich beiden Teilen gerecht werde. Irgendwie verselbständigte sich mein Schreiben zunehmend und manchmal hatte ich das Gefühl, eine unsichtbare Kraft führe Regie dabei. Ich merkte, ich wollte eigentlich lieber im partnerschaftlichen Sinne schreiben. Das Ergebnis liegt nun in diesem Buch vor.

Ich hoffe sehr, dass es Ihnen Antworten geben konnte auf Fragen, die Sie bewegen. So wertvoll es ist, gesund und vital durchs Alter zu gehen und sich dabei fit zu fühlen, so gibt es doch eine Sache, die wichtiger ist als alles andere. Es ist die Herzensliebe, die das Leben erst lebenswert macht. Es mag Sie erstaunt haben, zu lesen, dass Sie zuerst bei sich damit anfangen dürfen, ja sogar müssen, denn wenn Sie Ihre inneren Personen nicht lieben, können Sie es bei Personen, die Ihnen im Außen begegnen, erst recht nicht. Aber wie fast alles im Leben kann man auch die Herzensliebe erlernen.

Herzensliebe macht nicht nur den Alltag schöner, sondern auch die Person selbst. Ich glaube, darin liegt die tiefere Bedeutung des Satzes »Wahre Schönheit kommt von innen«.

Verantwortung für sich und sein Leben zu übernehmen, bedeutet nicht nur Schwere, Leid und Mühsal, sondern auch die liebevolle Fürsorge für sich selbst. Sie haben ein Recht auf Glück, aber es kann nicht von außen kommen, sondern muss von innen heraus wachsen. Sie sollen Freude und Zufriedenheit genauso erleben und genießen wie Momente der Trauer. Es gehört alles zur Fülle des Lebens dazu. Wenn man alles erlebt hat und die Fülle des Lebens in sich trägt, kann man auch leichter Abschied nehmen, wenn der Zeitpunkt kommt.

Dieses Buch ist nicht zuletzt auch ein Dankeschön an die Männer in meinem Leben, die mir in meiner Bewusstwerdung geholfen haben.

Danke meinem geschiedenen Mann Ralf, der heute mein Freund ist.

Danke an Dr. Peter Orban, der mich so tief in meine Seele blicken lässt.

Danke an Dr. Klaus Lange, der so viel Liebe verströmt in seinen Seminaren.

Danke an Harald Jösten, der als mein Mentor und Freund an mich geglaubt hat und mir dadurch den Mut und die Kraft verlieh, weiterzumachen.

Danke an Peter, der unter mir gelitten hat und mich immer wieder enttäuschen musste, um mir (unbewusst) zu helfen, meine Illusionen über die Liebe zu verlieren.

Danke allen Männern, die mich zu diesem Buch ermutigt haben!

Ich wünsche Ihnen aus tiefstem Herzen ein erfülltes, gelebtes Leben!

Elke van Eick

Adressen/Internet-Adressen

Innere Erfahrung

Dr. Klaus Lange hält Seminare in verschiedenen Städten.
Informationen zu Terminen und Veranstaltungsorten unter T: 0 40/22 75 87 70 oder www.klaus-lange-hamburg.de

Astrologie

Wer sich nicht gleich in eine Beratung traut, kann unter folgender Internet-Adresse ausführliche Informationen bekommen und sich eine persönliche Horoskopanalyse erstellen lassen: www.charakteranalysen.de

Therapeutische Astrologie, Familienaufstellungen, Therapien

Wer sich für die Arbeit von Dr. Peter Orban interessiert, findet reichlich Informationen unter: www.symbolon.de
Auf den Internetseiten finden Sie auch Daten über aktuelle Veranstaltungen, die in verschiedenen Städten stattfinden. Dr. Peter Orban lebt und arbeitet in Frankfurt am Main.
Ingrid Zinnel lebt und arbeitet in der Schweiz am Vierwaldstätter See. Außerdem ist sie eingebunden in die Symbolon-Arbeit: www.ingridzinnel.com

Alzheimer

Deutsche Alzheimer-Gesellschaft e.V.
Friedrichstr. 236, D-10969 Berlin , T: 0 30/25 93 79 50
Beratungshotline (gebührenpflichtig): 0 18 03/17 10 17
www.deutsche-alzheimer.de

Alzheimer Forum Schweiz
Postfach 7832, CH-3001 Bern
www.alzheimerforum.ch

Alzheimer Angehörige Austria
Obere Augartenstr. 26–28, A-1020 Wien, T: 01/3 32 51 66, Fax: 01/3 34 21 41
www.alzheimer-selbsthilfe.at

Ayurveda

Adressen von Ärzten mit ayurvedischer Zusatzausbildung erhalten Sie über:

Deutsche Gesellschaft für Ayurveda
Wildbachstr. 201, D-56841 Traben-Trabach, T: 0 65 41/58 17, Fax: 0 65 41/81 19 82
www.ayurveda.de

www.gesund.ch
Die Website »Natürlich gesund in der Schweiz« verzeichnet zahlreiche Adressen, Verbände etc. zu allen Bereichen der Gesundheit. Unter der Rubrik »Verbände und Vereine« sind auch einige Ayurveda-Vereinigungen aufgelistet.

www.ayurveda.at
Eine informative Website zum Thema mit zahlreichen Adressen etc.

Ayurvedakuren

Indien: Mehr über Kerala erfahren Sie im Internet: www.keralatourism.org
Poovar Island Resort, T: 04 71/2 21 20 68, www.poovarislandresort.com
Sri Lanka/Mehr über eine Ayurvedakur auf Sri Lanka erfahren Sie unter:
Ayurvedic health care resorts, Christopherstr. 5, D-70178 Stuttgart,
T: 07 11/2 34 18 44

Diabetes

Deutsche Diabetes Gesellschaft (DDG)
Geschäftsstelle c/o Berufsgenossenschaftliche Kliniken Bergmannsheil Universitätsklinik
Bürkle-de-la-Camp-Platz 1, D-44789 Bochum, T: 02 34/97 88 90,
Fax: 02 34/97 88 92
www.deutsche-diabetes-gesellschaft.de

Schweizerische Diabetes Gesellschaft, Generalsekretariat
Rütistr. 3 A, CH-5400 Baden, T: 0 56/2 00 17 90, Fax: 0 56/2 00 17 95
www.diabetesgesellschaft.ch

Österreichische Diabetes Gesellschaft
Sekretariat Simone Posch
Währingerstr. 76/13, A-1090 Wien, T: 06 50/7 70 33 78, Fax: 06 50/2 64 52 29
www.oedg.org

Ernährung

Deutsche Gesellschaft für Ernährung e. V. (DGE)
Godesberger Allee 18, D-53175 Bonn, T: 02 28/3 77 66 00, Fax:
02 28/3 77 68 00
www.dge.de

Schweizerische Gesellschaft für Ernährung (SGE)
Effingerstr. 2, CH-3001 Bern, T: 0 31/3 85 00 00, Fax: 0 31/38 50 00 05
www.sve.org

Österreichische Gesellschaft für Ernährung (ÖGE)
Zaunergasse 1–3, A-1030 Wien, T: 01/7 14 71 93, Fax: 01/7 18 61 46
www.oege.at

Herzerkrankungen

Deutsche Herzstiftung e.V.
Vogtstr. 50, D-60322 Frankfurt/M., T: 0 69/9 55 12 80, Fax: 0 69/9 55 12 83 13
www.herzstiftung.de

Schweizerische Herzstiftung
Schwarztorstr. 18, CH-3000 Bern 14, T: 0 31/3 88 80 80, Fax: 0 31/3 88 80 88
www.swissheart.ch

Kosmetische Operationen (Infos)

Deutsche Gesellschaft für Ästhetisch-Plastische Chirurgie
Grundstr. 17, D-20257 Hamburg, T: 0 40/85 37 03 31, Fax: 0 40/85 37 03 32
www.dgaepc.de

Vereinigung der Deutschen Plastischen Chirurgen, Geschäftsstelle
Bleibtreustr. 12a, D-10623 Berlin, T: 0 30/8 85 10 63, Fax: 0 30/8 85 10 67
www.vdpc.de

Schweizerische Gesellschaft für plastische, rekonstruktive und ästhetische Chirurgie (SGPRAC)
15, avenue de Planches, CH-18200 Montreux, T: 0 21/9 63 21 39,
Fax: 0 21/9 63 21 49
www.plastic-surgery.ch

Österreichische Gesellschaft für plastische, ästhetische und rekonstruktive Chirurgie
Sekretariat Eva Klauser
c/o Institut für Biomedizinische Forschung
Währinger Gürtel 18–20, A-1090 Wien, T: 01/4 04 00 52 21,
Fax: 01/4 04 00 52 29
www.plastischechirurgie.org

Krebs

Deutsche Krebshilfe e. V.
Thomas-Mann-Str. 40, D-53004 Bonn, T: 02 28/72 99 00,
Fax: 02 28/7 09 90 11
www.krebshilfe.de

Krebsliga Schweiz
Postfach 8219, 3100 Bern, T: 0 31/3 89 91 00, Fax: 0 31/3 89 91 60
www.swisscancer.ch

Österreichische Krebshilfe Dachverband
Wolfengasse 4, A-1010 Wien, T: 01/7 96 64 50, Fax: 01/79 66 45 09
www.krebshilfe.at

Schlafstörungen

Deutsche Narkolepsie-Gesellschaft, Bundesgeschäftsstelle
Wilhelmshöher Allee 286, D-34131 Kassel, T: 05 61/40 09 07 04,
Fax: 05 61/40 09 07 06
www.dng-ev.de

VdK-Fachverband Schlafapnoe/Chronische Schlafstörungen
Wurzerstr. 4 a, D-53175 Bonn, T: 02 28/82 09 30, Fax: 02 28/8 20 93 46
www.vdk-schlafapnoe.de

Schweizerische Narkolepsie Gesellschaft (SnaG), Sekretariat Béatrice Langer
Magnenette 69, CH-1350 Orbe, T: 0 24/4 41 20 30
www.narcolepsy.ch

Österreichische Narkolepsie Gesellschaft. Obfrau Petra Hofer
Schillerstr. 16, A-5700 Zell am See, T/Fax: 0 65 42/7 44 16,
www.narkolepsie.at

Schlaganfall

Stiftung Deutsche Schlaganfall-Hilfe
Carl-Bertelsmann-Str. 256, D-33311 Gütersloh, T: 0 52 41/9 77 00,
Fax: 0 52 41/70 20 71
www.schlaganfall-hilfe.de

Österreichische Gesellschaft für Schlaganfallforschung
Generalsekretariat Manuela Messmer-Wullen
Mark-Schrems-Gasse 1
A-2345 Brunn/Gebirge
T: 06 64/2 74 19 38
www.schlaganfall-info.at

Weitere hilfreiche Adressen gibt es auch bei den Verbraucherzentralen oder in Stadtteilzeitungen.
Selbsthilfegruppen zu den genannten Themen gibt es in fast jeder größeren Stadt. Die Kontaktadressen finden Sie im Telefonbuch. Die Dachorganisation der Selbsthilfegruppen heißt »Kiss«.

Literatur

Johannes von Butlar: Die Methusalemformel. Bergisch Gladbach (Bastei Lübbe) 1994

Ruediger Dahlke: Lebenskrisen als Entwicklungschancen. München (Goldmann) 1999

Jed Diamond: Der Feuerzeichen-Mann. Wenn Männer in die Wechseljahre kommen. München (Beck) 1999

Hermann Ehrmann: Männerängste. Wovor Männer sich wirklich fürchten. Landsberg (mvg) 1999

Elke van Eick: Aloe vera. Heilen, pflegen, bewusster Leben. Krummwisch (Königsfurt) 2003

Elisabeth Fischer: Männer in den Wechseljahren. München (Midena) 2001

Brigitte Hieronimus: Romeo und Julia in der Midlife-Crisis. Liebe, Lust und Leidenschaft in turbulenten Zeiten. Stuttgart (Kreuz) 2003

Larry Katzenstein: Die Potenzpille Viagra. München (dtv) 1998

Marianne Koch: Körper-Intelligenz. Was Sie wissen sollten, um jung zu bleiben. München (dtv) 2003

Susanne Kressenstein: Hormone. München (Heyne) 1998

Antje-Katrin Kühnemann: Bleiben Sie gesund mit mir! Was Sie am meisten interessiert. Hier meine Antworten. München (Mosaik) 2000

Siegfried Meryn/Markus Metke/Georg Kindel: Der Mann der Zukunft. München (Zabert Sandmann) 2001

Siegfried Meryn/Georg Kindel: Kursbuch Mann. Der große Männer-Ratgeber. München (Heyne) 2002

Ingeborg Münzing-Ruef: Kursbuch gesunde Ernährung. München (Heyne) 2000

Jean Pütz/Monika Kirschner: Ayurveda. Köln (vgs) 2000

Ray Sahelian: Melatonin. Chancen und Risiken eines Hormons. Steyr (Ennsthaler) 1997

Ray Sahelian: DHEA – Das Praxisbuch. München (Heyne) 1997

Literaturempfehlungen zu Einzelthemen des Buches

Innere Erfahrungen

Klaus Lange: Bevor du sterben willst, lebe! Von Todessehnsucht, Krankheit, Schuldgefühlen, Angst und Einsamkeit zu Weite, Leichtigkeit, Freiheit und Vertrauen. Stuttgart (Kreuz) 2./1997

Klaus Lange: Wie du denkst, so lebst du. Konflikte lösen durch innere Erfahrung. Stuttgart (Kreuz) 2000

Klaus Lange: Herz, was sagst du mir. Selbstvertrauen durch innere Erfahrungen. Stuttgart (Kreuz) 4./2001

Familienaufstellung

Bert Hellinger: Ordnungen der Liebe. Ein Kursbuch. München (Droemer Knaur) 2002

Bert Hellinger: Die Mitte fühlt sich leicht an. Vorträge und Geschichten. München (Kösel) 6./2003 [auch als Video und CD erhältlich]

Peter Orban: Die Kraft, die aus der Herkunft stammt. Eine Reise zu den Wurzeln der eigenen Familie. München (Kösel) 3./2002

Peter Orban: Die Kraft, die in der Liebe wirkt. Verstrickungen in Partnerschaften und ihre Lösung. München (Kösel) 2002

Ingrid Zinnel: Familienkonstellationen im Horoskop. Verstrickungen und Lösungen aus astrologischer Sicht. Freiburg (Chiron) 2003

Sterben und Tod

Dorothea Mihm: Mit dem Sterben leben. Aus der Praxis der spirituellen Sterbebegleitung. Krummwisch (Königsfurt) 2003

Ganzheitliche Lebensthemen

Frank Schirrmacher: Das Methusalem-Komplott. Die Macht des Alterns. München (Blessing) 2004

bewusster leben jetzt auch am Kiosk!

Ja, ich will bewusster leben!

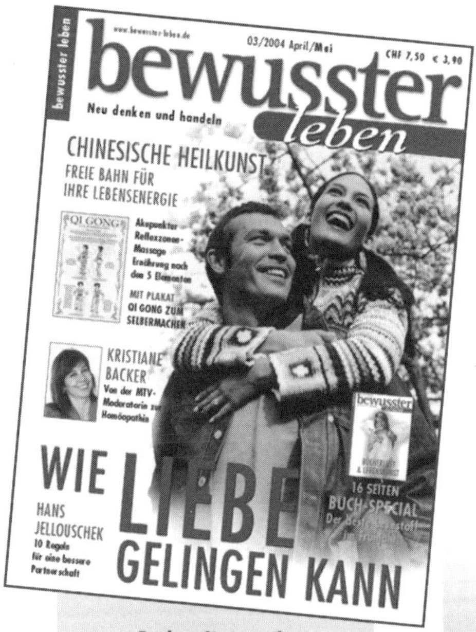

bewusster leben
macht Vorschläge dazu, wie wir unser Leben bewusster gestalten und ihm immer wieder neue Ideen und Impulse geben können.

bewusster leben
liefert regelmäßig auf über 100 Seiten den (Lese-) Stoff, der persönliche Neuanfänge anregt und begleitet.
Alle zwei Monate neu. In jeder Ausgabe finden Sie tausend Anregungen und Tipps für Ihre Gesundheit und ein Leben mit Bewusstheit und Inspiration. Das Magazin für bewusste Menschen und alle, die es werden wollen.

Fordern Sie jetzt Ihr kostenloses Probeheft an!
Postkarte an:
„bewusster leben"
Leserservice
Heidberg 21
22301 Hamburg
Telefon: 040 41303330
e-mail: hille.buch@t-online.de
www.bewusster-leben.de